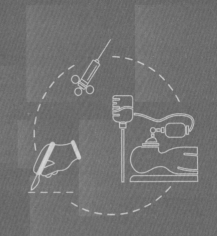

麻醉后恢复室
护理思维导图

主　审　余树春　熊晓云

主　编　涂　萍　熊淑玲　徐建梅

副主编　方　亮　郑青玉　邓　雁　裴梦婷　赵　红

编　委（按姓氏笔画排序）

丁　琪　王　欣　王钰琦　支淑萍　尹　玲　朱　玲　华雅琪　刘　娜

刘　蕊　刘宋芳　刘佳欣　李　娜　李志豪　杨小兰　余美雪　邹欣怡

张　池　张灵慧　陈宇阳　欧阳朦　周慧琳　赵乔姝　祝甜甜　柴　佩

徐鹏颖　黄　琼　黄玉婷　康松繁　程昱星　鲁佳宇　谢余婷

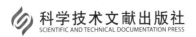

科学技术文献出版社
SCIENTIFIC AND TECHNICAL DOCUMENTATION PRESS

·北京·

图书在版编目（CIP）数据

麻醉后恢复室护理思维导图 / 涂萍，熊淑玲，徐建梅主编. —北京： 科学技术文献出版社，2022.6

ISBN 978-7-5189-9225-6

Ⅰ. ①麻⋯　Ⅱ. ①涂⋯ ②熊⋯ ③徐⋯　Ⅲ. ①麻醉—护理学　Ⅳ. ① R473.6

中国版本图书馆 CIP 数据核字（2022）第 106192 号

麻醉后恢复室护理思维导图

策划编辑：胡　丹　责任编辑：胡　丹　责任校对：张永霞　责任出版：张志平

出　版　者	科学技术文献出版社
地　　　址	北京市复兴路15号　　邮编　100038
编　务　部	（010）58882938，58882087（传真）
发　行　部	（010）58882868，58882870（传真）
邮　购　部	（010）58882873
官　方　网址	www.stdp.com.cn
发　行　者	科学技术文献出版社发行　全国各地新华书店经销
印　刷　者	北京地大彩印有限公司
版　　　次	2022年6月第1版　2022年6月第1次印刷
开　　　本	787×1092　1/16
字　　　数	145千
印　　　张	6.75
书　　　号	ISBN 978-7-5189-9225-6
定　　　价	58.00元

序

　　麻醉后恢复室（postanesthesia care unit，PACU）是对手术麻醉后的患者进行严密监测，直至生命体征恢复稳定的场所。实践证明PACU的建立对提高手术周转率、保障术后患者的安全起着重要作用。由于国内麻醉复苏管理工作开展较晚，且有很多地方医院还没设立PACU，相关的制度和标准较为欠缺，所以这本《麻醉后恢复室护理思维导图》对当前临床医疗护理工作有较好的参考价值。

　　南昌大学第二附属医院PACU建立于1998年，是江西省内第一个设立的此类部门，在麻醉复苏护理工作上积累了丰富的实践经验。本书由具有深厚专科理论知识和丰富临床经验的麻醉与重症护理专业人员编写，旨在为麻醉苏醒期护理提供理论参考，帮助解决麻醉复苏护理中的各种重点和难点问题，促进术后患者早日康复。

　　全书共十一章，涉及PACU护理工作的方方面面，内容丰富、实用，思路清晰、语言简练、重点突出，是麻醉和重症护理人员不可多得的一本参考书。

余树春

2022 年 5 月 30 日

前言

麻醉后恢复室是三级医院手术室的重要组成部分，其中的护理在患者手术结束到苏醒这一过程中至关重要。

由于目前国内关于麻醉后恢复室护理的专著相对较少，很多新进入麻醉后恢复室工作的护士缺少较规范的知识参考，为此，我们组织编写了这本系统介绍麻醉后恢复室护理常规知识与技能的专著，以方便相关护理人员查阅。

本书汇总了麻醉后恢复室护理人员工作中的应知应会内容，并应用思维导图形式对重点、难点进行分类讲解。全书共分为十一章，包括麻醉后恢复室临床护理、麻醉后恢复室患者相关评估、麻醉后恢复室常见并发症护理、麻醉常用监测技术、围手术期患者容量管理、术后疼痛管理、护理专科应急预案、专科操作护理常规、重点药物观察处理流程、麻醉后恢复室仪器设备与使用、麻醉后恢复室个案病例。思维导图可快速、精简地归纳与分析文字信息，有利于培养护士临床思维能力，引领护士分析、解决临床护理问题，提高专业水平。本书内容翔实，深入浅出，具有很强的临床实用性，特别适合麻醉后恢复室护士及相关科室医护人员阅读。

本书在编写过程中得到多位麻醉医护专家及其他学科护理专家的帮助和指导，在此一并表示感谢。真诚希望本书能令广大麻醉科护士受益，将其作为随身工具书使用。虽然我们在编写过程中力求全面、精准，但由于麻醉护理学在国内处于起步阶段，诸多理论和技术还不成熟，书中若有疏漏之处，恳请读者批评指正。

冷萍

2022 年 5 月 15 日

目 录

第七章　护理专科应急预案

第八章　专科操作护理常规

第一章　麻醉后恢复室临床护理

第一节　神经外科疾病术后恢复室护理

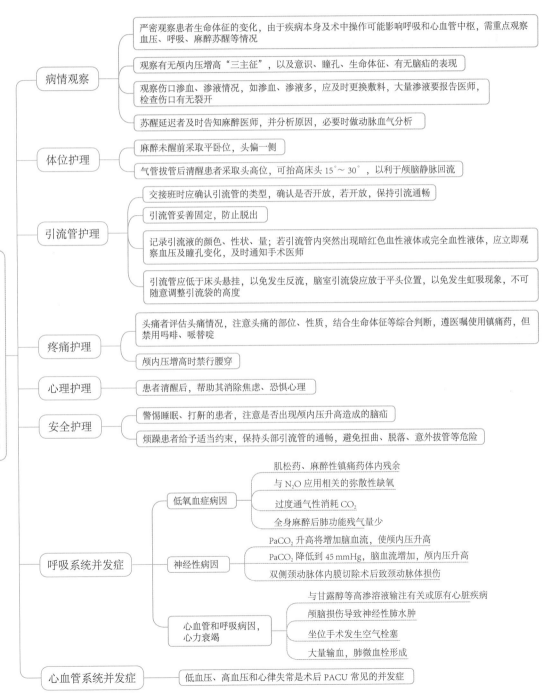

神经外科疾病术后恢复室护理

病情观察
- 严密观察患者生命体征的变化，由于疾病本身及术中操作可能影响呼吸和心血管中枢，需重点观察血压、呼吸、麻醉苏醒等情况
- 观察有无颅内压增高"三主征"，以及意识、瞳孔、生命体征、有无脑疝的表现
- 观察伤口渗血、渗液情况，如渗血、渗液多，应及时更换敷料，大量渗液要报告医师，检查伤口有无裂开
- 苏醒延迟者及时告知麻醉医师，并分析原因，必要时做动脉血气分析

体位护理
- 麻醉未醒前采取平卧位，头偏一侧
- 气管拔管后清醒患者采取头高位，可抬高床头 15°～30°，以利于颅脑静脉回流

引流管护理
- 交接班时应确认引流管的类型，确认是否开放，若开放，保持引流通畅
- 引流管妥善固定，防止脱出
- 记录引流液的颜色、性状、量；若引流管内突然出现暗红色血性液体或完全血性液体，应立即观察血压及瞳孔变化，及时通知手术医师
- 引流管应低于床头悬挂，以免发生反流，脑室引流袋应放于平头位置，以免发生虹吸现象，不可随意调整引流袋的高度

疼痛护理
- 头痛者评估头痛情况，注意头痛的部位、性质，结合生命体征等综合判断，遵医嘱使用镇痛药，但禁用吗啡、哌替啶
- 颅内压增高时禁行腰穿

心理护理
- 患者清醒后，帮助其消除焦虑、恐惧心理

安全护理
- 警惕睡眠、打鼾的患者，注意是否出现颅内压升高造成的脑疝
- 烦躁患者给予适当约束，保持头部引流管的通畅，避免扭曲、脱落、意外拔管等危险

呼吸系统并发症
- 低氧血症病因
  - 肌松药、麻醉性镇痛药体内残余
  - 与 N_2O 应用相关的弥散性缺氧
  - 过度通气性消耗 CO_2
  - 全身麻醉后肺功能残气量少
- 神经性病因
  - $PaCO_2$ 升高将增加脑血流，使颅内压升高
  - $PaCO_2$ 降低到 45 mmHg，脑血流增加，颅内压升高
  - 双侧颈动脉体内膜切除术后致颈动脉体损伤
- 心血管和呼吸病因，心力衰竭
  - 与甘露醇等高渗溶液输注有关或原有心脏疾病
  - 颅脑损伤导致神经性肺水肿
  - 坐位手术发生空气栓塞
  - 大量输血，肺微血栓形成

心血管系统并发症
- 低血压、高血压和心律失常是术后 PACU 常见的并发症

第二节　眼科疾病术后恢复室护理

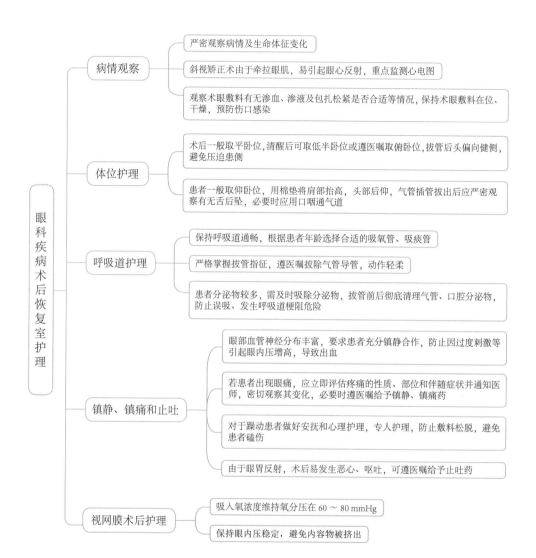

眼科疾病术后恢复室护理

病情观察
- 严密观察病情及生命体征变化
- 斜视矫正术由于牵拉眼肌，易引起眼心反射，重点监测心电图
- 观察术眼敷料有无渗血、渗液及包扎松紧是否合适等情况，保持术眼敷料在位、干燥，预防伤口感染

体位护理
- 术后一般取平卧位，清醒后可取低半卧位或遵医嘱取俯卧位，拔管后头偏向健侧，避免压迫患侧
- 患者一般取仰卧位，用棉垫将肩部抬高，头部后仰，气管插管拔出后应严密观察有无舌后坠，必要时应用口咽通气道

呼吸道护理
- 保持呼吸道通畅，根据患者年龄选择合适的吸氧管、吸痰管
- 严格掌握拔管指征，遵医嘱拔除气管导管，动作轻柔
- 患者分泌物较多，需及时吸除分泌物，拔管前后彻底清理气管、口腔分泌物，防止误吸、发生呼吸道梗阻危险

镇静、镇痛和止吐
- 眼部血管神经分布丰富，要求患者充分镇静合作，防止因过度刺激等引起眼内压增高，导致出血
- 若患者出现眼痛，应立即评估疼痛的性质、部位和伴随症状并通知医师，密切观察其变化，必要时遵医嘱给予镇静、镇痛药
- 对于躁动患者做好安抚和心理护理，专人护理，防止敷料松脱，避免患者磕伤
- 由于眼胃反射，术后易发生恶心、呕吐，可遵医嘱给予止吐药

视网膜术后护理
- 吸入氧浓度维持氧分压在 60 ～ 80 mmHg
- 保持眼内压稳定，避免内容物被挤出

第三节 耳鼻咽喉疾病术后恢复室护理

耳鼻咽喉疾病术后恢复室护理

- 病情观察
  - 严密观察患者生命体征的变化
  - 严格交接患者术后有无填塞纱布或棉球等医疗敷料，防止术后阻塞呼吸道
  - 耳鼻咽喉及颌面部血管最丰富，注意低血压，及时补充血容量，预防休克
  - 患者年龄分布区间大，还需准确掌握病史，加强对慢性疾病的管理
  - 检查脸部、颌面部包扎是否合适，及时了解患者不适；观察伤口有无活动性出血，并及时通知医师
  - 患者呼吸方式变为经口呼吸，重点监测呼吸，注意存在肺部感染的可能
  - 对伴颅脑挫裂伤者应注意颅内压的监测，特别注意瞳孔、对光反射、意识等
  - 行筛窦手术者需观察有无清水样鼻涕不断从鼻腔流出，严防脑脊液漏和颅内感染的发生

- 体位护理
  - 扁桃体及腺样体切除后分泌物较多，拔管后可取侧卧位或俯卧位
  - 对于口腔内有出血者，将其头偏向一侧，嘱其勿用力咳嗽，鼓励患者吐出口内血性分泌物

- 呼吸道护理
  - 严格掌握拔管指征，患者完全清醒、吞咽反射恢复后方可拔除气管导管，拔管前吸净患者气道分泌物 〔对伴颅脑挫裂伤者应注意颅内压的监测，特别注意瞳孔、对光反射、意识等〕
  - 部分困难气道患者必要时遵医嘱保留气管导管送回病房
  - 及时清除患者口鼻腔分泌物，保持呼吸道通畅，防止窒息
  - 舌后坠者，及时置入口咽通气道

- 引流管护理
  - 保持负压引流通畅，若短时间内大量出血，应及时通知医师
  - 若引流液为乳白色，可能是颈淋巴结清扫时误伤胸导管所致

- 鼻骨骨折患者护理
  - 禁止按压鼻子，拔管后可能会因鼻腔填塞而出现呼吸困难，应嘱其用口呼吸，尽量控制咳嗽和喷嚏
  - 密切观察SpO_2及填塞敷料的颜色，有异常及时通知医师，并遵医嘱做出相应的处理

- 气管切开患者护理
  - 保持气管内套管的通畅，导管吸氧 $2 \sim 3 L/min$，若患者突然出现呼吸困难、烦躁不安等，应立即吸出套管内分泌物
  - 气管切开者失去湿化功能，容易出现气道堵塞、肺不张等并发症，应保持气道充分湿化
  - 做好保护性约束，防止套管脱出，有引流管者应妥善固定

- 面神经手术患者护理
  - 拔管后观察术侧面肌是否抽动、两侧面肌是否对称，若有异常及时报告医师

- 聋哑患者护理
  - 密切观察病情，通过手势、口形积极与患者交流，使患者配合治疗，保证患者安全

- 备好急救器械
  - 此类手术易导致上呼吸道急性梗阻，床旁必须备有气管切开和人工呼吸等急救器械

- 预防喉头水肿
  - 常在 24 小时内发生，需提高警惕，症状出现早者发展迅速且严重，常须紧急气管切开

- 苏醒延迟和躁动
  - 手术创伤大或全身情况不稳定者发生苏醒延迟，应遵医嘱送入 ICU
  - 当患者出现躁动时，可引起出血、填充物破裂等，更应密切观察和监测生命体征变化

- 镇静、镇痛和镇吐
  - 做好镇痛护理，良好的术后镇痛可以降低创面应激反应及对免疫功能的抑制，促进恢复
  - 呕吐者头偏向一侧，及时清除，防止误吸；必要时遵医嘱使用护胃止吐药

第四节 甲状腺疾病术后恢复室护理

甲状腺疾病术后恢复室护理

病情观察
- 严密观察患者生命体征的变化
- 注意观察伤口敷料是否干燥、颈部是否肿胀、口唇皮肤颜色，苏醒后发音及有无手足发麻、抽搐
- 与巡回护士详细交接班，了解患者术中有无特殊情况，如水肿压迫颈部切口、晚拔气管插管等
- 甲状腺功能亢进患者注意观察有无高热、抽搐、大汗等表现，警惕甲状腺危象的发生

呼吸道护理
- 严格掌握拔管指征，待患者完全清醒、吞咽反射恢复后方可拔除气管导管，拔管前吸净患者气道分泌物
- 气管拔管后，注意观察患者有无呼吸困难；嘱其发声，判断其有无喉返神经或喉上神经损伤，若有及时通知手术医师，协助处理

引流管护理
- 引流管位置在颈部，应妥善固定，保持负压引流通畅，防止受压及扭曲
- 密切观察患者颈部有无肿胀及引流不畅情况，防止出血压迫气管引起窒息
- 若患者出现进行性呼吸困难，引流液每小时 > 100 mL，应立即通知医师查看，必要时协助医师行床旁气管切开术

手足抽搐的护理
- 术中易误伤甲状旁腺，观察患者有无低血钙情况，有无口周、面部麻木感及手足抽搐症状
- 发生抽搐后立即通知医师，遵医嘱给予 10% 葡萄糖酸钙 10 ～ 20 mL，严重者需行异体甲状旁腺移植

甲状腺危象的护理
- 常规护理：心电监护、给氧、输液、降温、遵医嘱用药
- 用药安全 — 静脉输注复方碘溶液
  - 应使用避光套、避光输液器，避免光照
  - 注意过敏反应
  - 根据病情及时调整滴速，避免外渗，预防静脉炎
  - 年龄大、有心脏病的患者需控制输液速度，避免加重心脏负担
- 甲状腺功能亢进患者出现的躁动、幻觉与甲状腺危象不宜鉴别，应有专人守护，做好防护，防止患者拔出引流管，同时防止坠床的发生

颈部护理
- 入室即测量颈围，及时发现皮下血肿，动态观察皮下出血量
- 观察术后出血症状，观察伤口敷料及负压引流情况，及时发现出血，以防拔管后血肿压迫导致呼吸困难

眼部护理
- 甲状腺功能亢进患者可合并突眼，可用生理盐水浸湿纱布湿敷，或用眼药膏涂眼
- 清醒之前清洁干净，以减少不适感

心理护理
- 患者以女性多发，心悸、情绪不稳定症状较多见，患者清醒后，轻声告知其所处场所，并给予安慰，缓解患者的紧张与不适

第五节　乳腺疾病术后恢复室护理

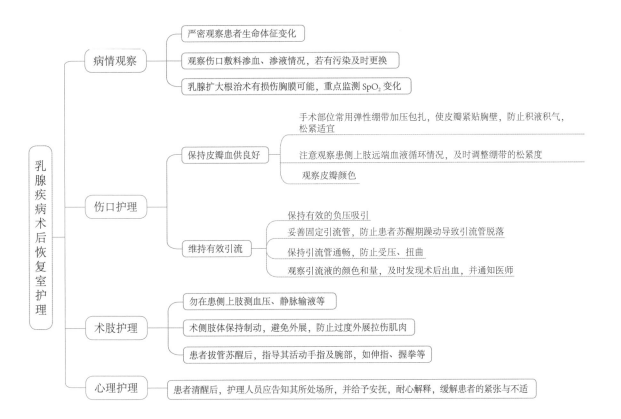

病情观察
- 严密观察患者生命体征变化
- 观察伤口敷料渗血、渗液情况，若有污染及时更换
- 乳腺扩大根治术有损伤胸膜可能，重点监测 SpO_2 变化

伤口护理
- 保持皮瓣血供良好
  - 手术部位常用弹性绷带加压包扎，使皮瓣紧贴胸壁，防止积液积气，松紧适宜
  - 注意观察患侧上肢远端血液循环情况，及时调整绷带的松紧度
  - 观察皮瓣颜色
- 维持有效引流
  - 保持有效的负压吸引
  - 妥善固定引流管，防止患者苏醒期躁动导致引流管脱落
  - 保持引流管通畅，防止受压、扭曲
  - 观察引流液的颜色和量，及时发现术后出血，并通知医师

术肢护理
- 勿在患侧上肢测血压、静脉输液等
- 术侧肢体保持制动，避免外展，防止过度外展拉伤肌肉
- 患者拔管苏醒后，指导其活动手指及腕部，如伸指、握拳等

心理护理
- 患者清醒后，护理人员应告知其所处场所，并给予安抚，耐心解释，缓解患者的紧张与不适

第六节　普胸外科疾病术后恢复室护理

普胸外科疾病术后恢复室护理

- 病情观察
  - 观察患者生命体征的变化，重点监测呼吸和循环系统
    - 呼吸系统
      - 避免缺氧，减少手术后呼吸系统并发症
      - 吸痰、拔管过程中始终供氧
      - 拔除导管前谨慎评估，拔管前清除呼吸道分泌物
      - 拔管后注意观察有无潜在气道并发症
    - 循环系统
      - 监测心电图、血压、中心静脉压及胸腔引流液的量、色等
      - 血压是反映循环功能的综合指标，血压降低时需查明原因；高血压遵医嘱用药，以防心脑血管意外
      - 若心律失常，调整内环境，监测血气分析，在镇静下电复律
      - 全肺切除术后患者，在搬动和改变体位时，操作轻柔，避免纵隔摆动对生命体征的干扰
  - 严密观察伤口渗血、渗液情况，观察胸腔引流液及胃液的性质、量和颜色，伤口渗血过多时及时更换
- 体位护理
  - 术后患者一般采取平卧位，清醒后抬高床头 30°～45°，有利于气体交换和引流
  - 如需更换体位，嘱健侧卧位，以利于腔内渗血、渗液的引流，防止水肿
- 胸腔闭式引流的护理
  - 妥善固定，防止脱出，保持无菌
  - 引流瓶的位置低于胸腔 60～100 cm，防止引流液逆流
  - 保持引流系统的密闭，搬动或更换引流瓶时，应双重夹闭引流管，防止空气进入
  - 保持引流通畅，定时挤压引流管，防止堵塞
- 维持液体平衡
  - 严格掌握输液的量和速度，防止负荷过重而导致肺水肿
- 疼痛护理
  - 若术中已充分镇痛，患者仍诉疼痛，可转移注意力，如听轻缓的音乐
  - 疼痛仍不缓解者，进行疼痛评分，必要时给予疼痛干预，遵医嘱及时给予镇痛药
- 低体温的护理
  - 及时监测体温变化
  - 可采用吹热风式加温及液体加温输入的方式来提高患者体温，以避免寒战
  - 若有寒战，遵医嘱应用适量曲马多
- 食管手术护理
  - 重点观察患者鼻肠管、胃管的深度，妥善固定，保持引流通畅，注意胃肠减压引流液的颜色、性质、量
  - 拔出气管导管时，查看患者鼻肠管、胃管是否盘在口中
  - 严密观察患者胸腔引流液颜色，若呈乳白色或淡黄色，应怀疑乳糜胸，并立即告知医生

第七节　肝胆胰疾病术后恢复室护理

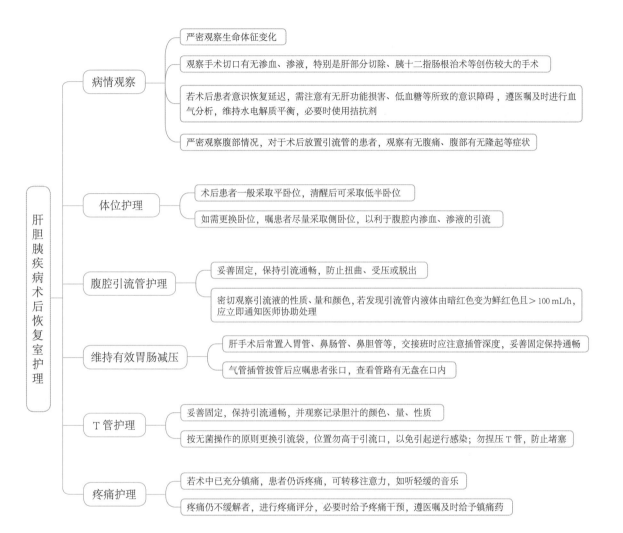

第八节　胃肠外科疾病术后恢复室护理

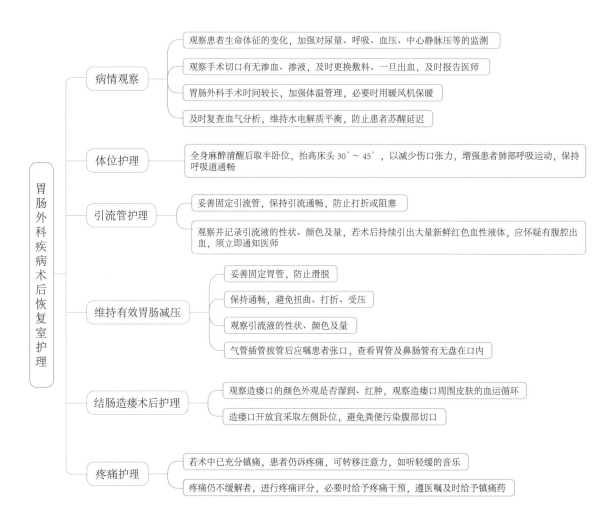

胃肠外科疾病术后恢复室护理

病情观察
- 观察患者生命体征的变化，加强对尿量、呼吸、血压、中心静脉压等的监测
- 观察手术切口有无渗血、渗液，及时更换敷料。一旦出血，及时报告医师
- 胃肠外科手术时间较长，加强体温管理，必要时用暖风机保暖
- 及时复查血气分析，维持水电解质平衡，防止患者苏醒延迟

体位护理
- 全身麻醉清醒后取半卧位，抬高床头 30°～45°，以减少伤口张力，增强患者肺部呼吸运动，保持呼吸道通畅

引流管护理
- 妥善固定引流管，保持引流通畅，防止打折或阻塞
- 观察并记录引流液的性状、颜色及量，若术后持续引出大量新鲜红色血性液体，应怀疑有腹腔出血，须立即通知医师

维持有效胃肠减压
- 妥善固定胃管，防止滑脱
- 保持通畅，避免扭曲、打折、受压
- 观察引流液的性状、颜色及量
- 气管插管拔管后应嘱患者张口，查看胃管及鼻肠管有无盘在口内

结肠造瘘术后护理
- 观察造瘘口的颜色外观是否湿润、红肿，观察造瘘口周围皮肤的血运循环
- 造瘘口开放宜采取左侧卧位，避免粪便污染腹部切口

疼痛护理
- 若术中已充分镇痛，患者仍诉疼痛，可转移注意力，如听轻缓的音乐
- 疼痛仍不缓解者，进行疼痛评分，必要时给予疼痛干预，遵医嘱及时给予镇痛药

第九节　血管外科疾病术后恢复室护理

血管外科疾病术后恢复室护理
- 病情观察
  - 观察患者生命体征的变化，注意观察尿量变化，预防和警惕术后肾衰竭
  - 颈部大手术患者需密切观察意识，出现意识改变时，应观察是否有脑动脉血栓形成或栓塞，并及时给予处理
  - 术后保持血压稳定
    - 若有低血压，应结合意识、尿量、末梢循环改变，给予相应处理
    - 若血压偏高、肢体冰冷等，考虑血容量不足，可以应用血管扩张药
  - 观察手术切口有无出血、渗液及感染等征象
  - 动脉或静脉重建术后，必须仔细观察肢体的血液循环状况，了解血管的通畅度，重视患者主诉，密切观察有无血栓形成
- 体位护理
  - 全身麻醉未清醒时取去枕平卧位
  - 颈部血管重建者，头部位于正中央
  - 四肢动脉术后，应取平卧位或低半卧位，术后需抬高患肢，使肢端高于心脏水平 20～30 cm，以利于静脉回流
- 引流管护理
  - 妥善固定引流管，保持引流通畅，防止打折或阻塞
  - 观察并记录引流液的性状、颜色及量
- 疼痛护理
  - 护士给予心理安慰，鼓励主动翻身、咳嗽，协助患者双手按压切口以减轻疼痛，疼痛剧烈时，遵医嘱给予镇痛药
- 防止血栓形成和栓塞
  - 密切观察患肢皮肤颜色、温度、足背动脉搏动等，注意体位正确，及时应用抗凝药物，鼓励患者进行肌肉伸缩锻炼

第十节　泌尿外科疾病术后恢复室护理

泌尿外科疾病术后恢复室护理

- **病情观察**
  - 严密观察生命体征，老年患者占比高，重点监测呼吸、循环及代谢等
  - 尿量观察
    - 观察患者尿液的量、颜色、性质等，若短期内出现大量血尿，应立即通知手术医师
    - 若尿袋无尿，应引起警惕，查找原因
  - 观察切口有无渗血、渗液等情况，患者出血严重、血压不稳时应及时通知医师，遵医嘱给予输血、输液、注射止血药物等

- **体位护理**
  - 麻醉恢复期患者可取低半卧位，如需更换卧位，嘱患者侧卧位，以利于腔内渗血、渗液的引流

- **引流管护理**
  - 妥善固定，保持引流管通畅
  - 观察并记录引流液的颜色、性质、量，若短时间内引流液异常增多，应立即通知医师
  - 肾造瘘管在术后 4～6 小时处于夹闭状态，可使肾内积聚更多的血液并凝固，形成压迫性止血状态

- **嗜铬细胞瘤的护理**
  - 术后血流动力学不稳定，需密切监护血压、脉搏、血糖、中心静脉压、血气分析等
  - 补充血容量，输液速度依据中心静脉压、尿量及患者情况而定
  - 糖皮质激素的补充，若出现腹胀、倦怠、血压下降应遵医嘱给予氢化可的松
  - 低血糖的纠正，术后继续遵医嘱补充含糖溶液

- **膀胱冲洗护理**
  - 适宜温度：35～37℃，保持引流通畅，有进有出
  - 密切观察患者的反应及冲洗液的颜色及性质，根据尿液颜色调整冲洗速度。色深则快，色浅则慢
  - 若血块堵塞导尿管，应立即通知手术医师冲洗导尿管

- **膀胱痉挛的护理**
  - 确保导尿管通畅，加强患者心理护理，指导患者深呼吸使全身放松
  - 痉挛明显时，遵医嘱应用解痉镇痛药物

- **疼痛护理**
  - 若术中已充分镇痛，患者仍诉疼痛，可转移患者注意力，如听轻缓的音乐
  - 疼痛仍不缓解者，进行疼痛评分，必要时给予疼痛干预，遵医嘱及时给予镇痛药

第十一节　骨科疾病术后恢复室护理

骨科疾病术后恢复室护理

病情观察
- 严密观察生命体征
- 观察患者的意识、定向力、四肢的血供、运动情况和感觉情况
- 观察伤口有无渗血、渗液、出血，敷料有无脱落及有无感染迹象
- 因某些脊柱四肢手术有大量出血和体液变化快的特点，需要良好的监测和体液管理，及时监测血气分析
- 大手术除监测常规项目外，还需进行有创动脉压、中心静脉压和尿量监测

体位护理
- 四肢手术
  - 患肢垫软枕给予抬高，高于心脏水平
  - 患肢制动后，固定患肢于功能位
- 脊柱手术
  - 取平卧位，轴线翻身，床头勿抬高
  - 保持有效呼吸，搬动时头颈部处于中立位
- 膝关节置换
  - 患肢抬高，在靠近小腿关节处垫软枕，使膝关节呈过伸位
- 髋关节置换
  - 患肢保持外展中立位，两腿间放置枕头
  - 注意保持髋关节屈曲＜60°
  - 术后未经术者同意不可翻身侧卧，防止髋关节脱位

呼吸道护理
- 谨慎拔管，颈椎手术拔管前洗净气管和口鼻的分泌物
- 对于气管插管有困难的患者要详细交接班

引流管护理
- 妥善固定，保持引流管通畅
- 观察并记录引流液的颜色、性质、量，若有活动性出血，应立即通知医师
- 颈椎后路手术注意观察有无脑脊液漏

VSD护理
- 避免扭曲打折，保持持续负压吸引状态
- 观察伤口表面的敷料是否塌陷，保持创面干燥

疼痛护理
- 采用术后镇痛泵镇痛，根据疼痛程度调节药量，以达到有效镇痛
- 必要时遵医嘱给予镇痛药，注意观察镇痛效果及不良反应

低温护理
- 入室后常发生低温寒战，应及时监测体温，加盖暖被，使用暖风机复温
- 若寒战不缓解，遵医嘱给予抗寒战药物治疗

并发症的预防及护理
- 颈深部血肿
  - 严密观察呼吸和血压的变化
  - 若出现渐进性呼吸困难，并伴颈部增粗等应立即通知医师
- 喉返神经、喉上神经损伤
  - 气管插管拔出后，立即诱导患者大声讲话，以了解声音有无异常
- 高血压
  - 加强对血压的监测和管理
- 房室传导阻滞和病态窦房结综合征
  - 加强对病史的熟悉程度，继续严密监测心率和心律

第十二节　口腔疾病术后恢复室护理

口腔疾病术后恢复室护理

- **病情观察**
  - 观察患者生命体征的变化，连续监测血压、脉搏、血氧饱和度
  - 与巡回护士交接班，了解患者术中情况，严格交接患者术后口腔内有无填塞纱布或棉垫等医疗敷料，防止术后阻塞呼吸道
  - 检查脸部、颌面部包扎是否合适，及时了解患者不适；观察伤口有无活动性出血，并及时通知医师

- **体位护理**
  - 全身麻醉未清醒时取去枕平卧位，头偏向健侧；全身麻醉清醒后取半卧位，以减少出血，增强患者肺部呼吸运动，保持呼吸道通畅

- **呼吸道护理**
  - 及时清除患者口鼻腔分泌物，保持呼吸道通畅，防止窒息
  - 严格掌握拔管指征，充分评估患者苏醒情况，拔管时需吸净口腔内分泌物；部分困难气道患者必要时遵医嘱保留气管导管送回病房

- **口腔护理**
  - 观察患者口底、舌体肿胀情况及舌体的活动度
  - 密切观察患者，警惕口腔深部渗血致血肿压迫呼吸道，引起窒息；一旦出现，及时通知医师

- **引流管护理**
  - 保持负压引流通畅，若短时间内大量出血，应及时通知医师；若引流液为乳白色，可能是颈淋巴结清扫时误伤胸导管所致

- **呕吐护理**
  - 术后分泌物、血液或手术创伤对咽喉部的刺激及麻醉药物的不良反应均可引起术后呕吐，头偏向一侧，及时清除呕吐物，防止误吸
  - 必要时遵医嘱使用护胃止吐药

第十三节 妇产科疾病术后恢复室护理

妇产科疾病术后恢复室护理
- 病情观察
  - 观察生命体征的变化，妇科大手术患者需密切观察血压，若有异常提示有出血倾向，应增加监测频率
  - 观察腹部切口有无渗血、渗液，敷料是否干燥，包扎是否固定完好
  - 观察阴道分泌物的量、颜色、性质以判断伤口的情况
- 引流管护理
  - 交接班时应确认引流管的类型，并确认是否开放，若开放，保持引流通畅
  - 引流管妥善固定，防止脱出
  - 记录引流液的颜色、性状、量，特别要观察尿量、性质、颜色以判断手术有无损伤膀胱
- 子宫复旧的护理
  - 产后 2 小时内每半小时观察 1 次子宫收缩、宫底高度，每次观察均应按压宫底，以免血块积压影响子宫收缩
  - 记录宫底高度、恶露的性质和量，如有异常，及时通知医师
- 疼痛护理
  - 正确评估患者疼痛程度、性质，遵医嘱及时给予止痛处理，并观察缓解程度
  - 术后需进行哺乳的产妇，尽量减少药物的应用，特别是镇静、镇痛类药物；没有哺乳需求的产妇可遵医嘱给予镇静、镇痛药物
- 心理护理
  - 女性患者情绪比较敏感，应为患者提供安静、舒适的恢复室环境，言语和谐，操作轻柔，给予患者体贴、同情的心理护理

第二章 麻醉后恢复室患者相关评估

第一节 麻醉后恢复室患者麻醉及入室相关评估

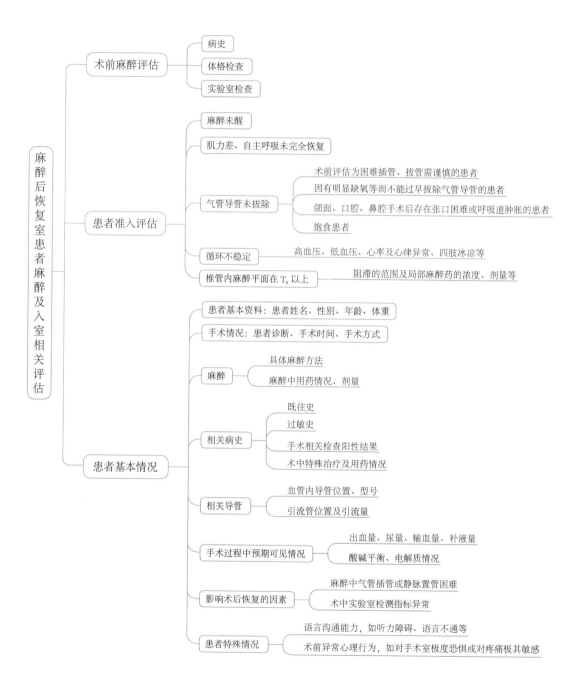

第二节　意识评估

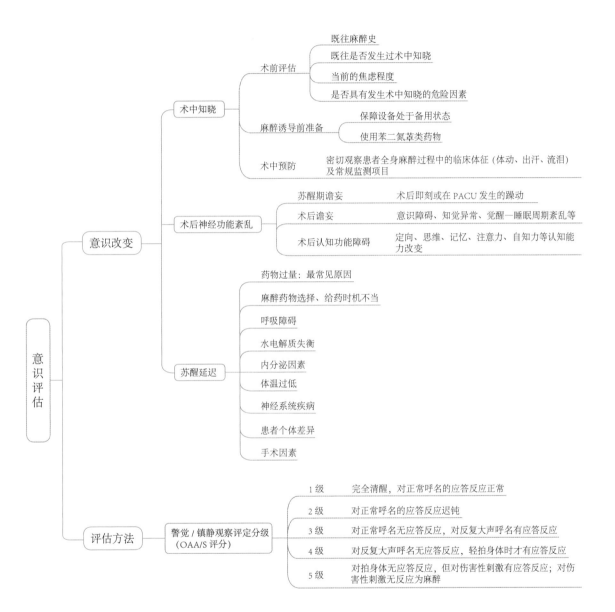

术中知晓
- 术前评估
  - 既往麻醉史
  - 既往是否发生过术中知晓
  - 当前的焦虑程度
  - 是否具有发生术中知晓的危险因素
- 麻醉诱导前准备
  - 保障设备处于备用状态
  - 使用苯二氮䓬类药物
- 术中预防
  - 密切观察患者全身麻醉过程中的临床体征（体动、出汗、流泪）及常规监测项目

术后神经功能紊乱
- 苏醒期谵妄　　术后即刻或在PACU发生的躁动
- 术后谵妄　　意识障碍、知觉异常、觉醒—睡眠周期紊乱等
- 术后认知功能障碍　　定向、思维、记忆、注意力、自知力等认知能力改变

苏醒延迟
- 药物过量：最常见原因
- 麻醉药物选择、给药时机不当
- 呼吸障碍
- 水电解质失衡
- 内分泌因素
- 体温过低
- 神经系统疾病
- 患者个体差异
- 手术因素

评估方法
- 警觉/镇静观察评定分级（OAA/S评分）
  - 1级　　完全清醒，对正常呼名的应答反应正常
  - 2级　　对正常呼名的应答反应迟钝
  - 3级　　对正常呼名无应答反应，对反复大声呼名有应答反应
  - 4级　　对反复大声呼名无应答反应，轻拍身体时才有应答反应
  - 5级　　对拍身体无应答反应，但对伤害性刺激有应答反应；对伤害性刺激无反应为麻醉

第三节 疼痛评估

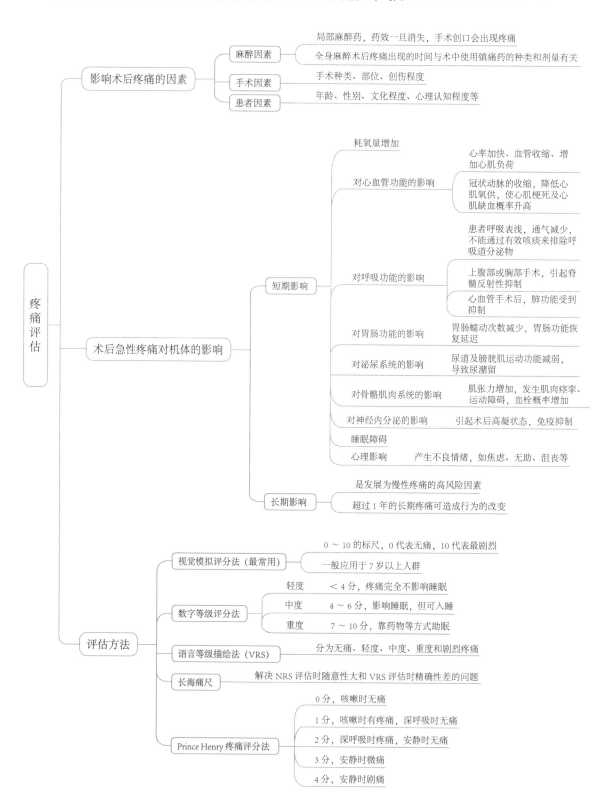

影响术后疼痛的因素
- 麻醉因素
  - 局部麻醉药，药效一旦消失，手术创口会出现疼痛
  - 全身麻醉术后疼痛出现的时间与术中使用镇痛药的种类和剂量有关
- 手术因素
  - 手术种类、部位、创伤程度
- 患者因素
  - 年龄、性别、文化程度、心理认知程度等

术后急性疼痛对机体的影响
- 短期影响
  - 耗氧量增加
  - 对心血管功能的影响
    - 心率加快、血管收缩、增加心肌负荷
    - 冠状动脉的收缩，降低心肌氧供，使心肌梗死及心肌缺血概率升高
  - 对呼吸功能的影响
    - 患者呼吸表浅，通气减少，不能通过有效咳痰来排除呼吸道分泌物
    - 上腹部或胸部手术，引起脊髓反射性抑制
    - 心血管手术后，肺功能受到抑制
  - 对胃肠功能的影响
    - 胃肠蠕动次数减少，胃肠功能恢复延迟
  - 对泌尿系统的影响
    - 尿道及膀胱肌运动功能减弱，导致尿潴留
  - 对骨骼肌肉系统的影响
    - 肌张力增加，发生肌肉痉挛、运动障碍，血栓概率增加
  - 对神经内分泌的影响
    - 引起术后高凝状态，免疫抑制
  - 睡眠障碍
  - 心理影响
    - 产生不良情绪，如焦虑、无助、沮丧等
- 长期影响
  - 是发展为慢性疼痛的高风险因素
  - 超过1年的长期疼痛可造成行为的改变

评估方法
- 视觉模拟评分法（最常用）
  - 0~10的标尺，0代表无痛，10代表最剧烈
  - 一般应用于7岁以上人群
- 数字等级评分法
  - 轻度 <4分，疼痛完全不影响睡眠
  - 中度 4~6分，影响睡眠，但可入睡
  - 重度 7~10分，靠药物等方式助眠
- 语言等级描绘法（VRS）
  - 分为无痛、轻度、中度、重度和剧烈疼痛
- 长海痛尺
  - 解决NRS评估时随意性大和VRS评估时精确性差的问题
- Prince Henry疼痛评分法
  - 0分，咳嗽时无痛
  - 1分，咳嗽时有疼痛，深呼吸时无痛
  - 2分，深呼吸时疼痛，安静时无痛
  - 3分，安静时微痛
  - 4分，安静时剧痛

第四节　呼吸功能评估

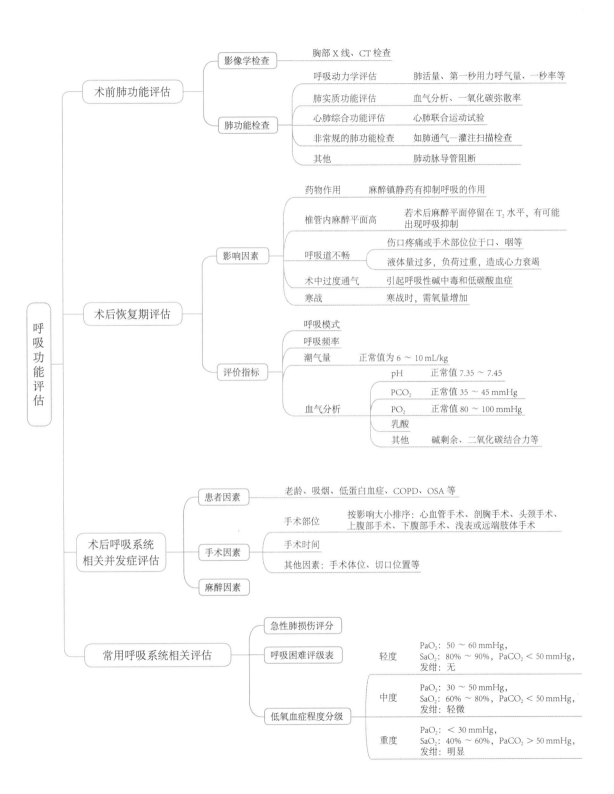

第五节　循环功能评估

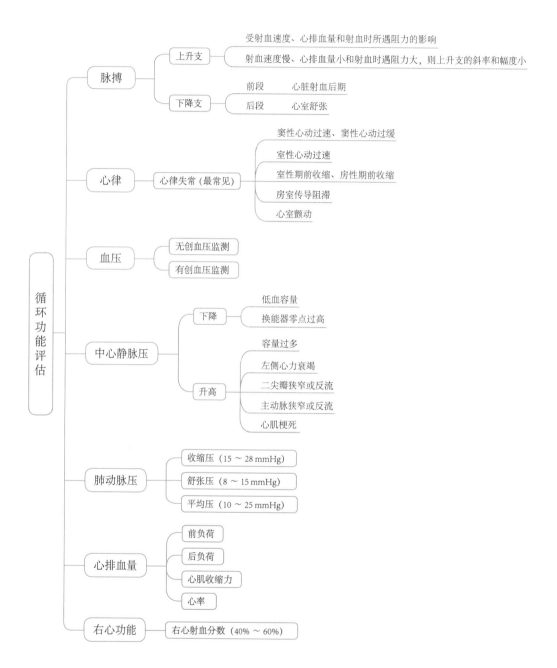

脉搏
- 上升支
  - 受射血速度、心排血量和射血时所遇阻力的影响
  - 射血速度慢、心排血量小和射血时遇阻力大，则上升支的斜率和幅度小
- 下降支
  - 前段　心脏射血后期
  - 后段　心室舒张

心律
- 心律失常（最常见）
  - 窦性心动过速、窦性心动过缓
  - 室性心动过速
  - 室性期前收缩、房性期前收缩
  - 房室传导阻滞
  - 心室颤动

血压
- 无创血压监测
- 有创血压监测

中心静脉压
- 下降
  - 低血容量
  - 换能器零点过高
- 升高
  - 容量过多
  - 左侧心力衰竭
  - 二尖瓣狭窄或反流
  - 主动脉狭窄或反流
  - 心肌梗死

肺动脉压
- 收缩压（15～28 mmHg）
- 舒张压（8～15 mmHg）
- 平均压（10～25 mmHg）

心排血量
- 前负荷
- 后负荷
- 心肌收缩力
- 心率

右心功能
- 右心射血分数（40%～60%）

第六节　液体治疗相关评估

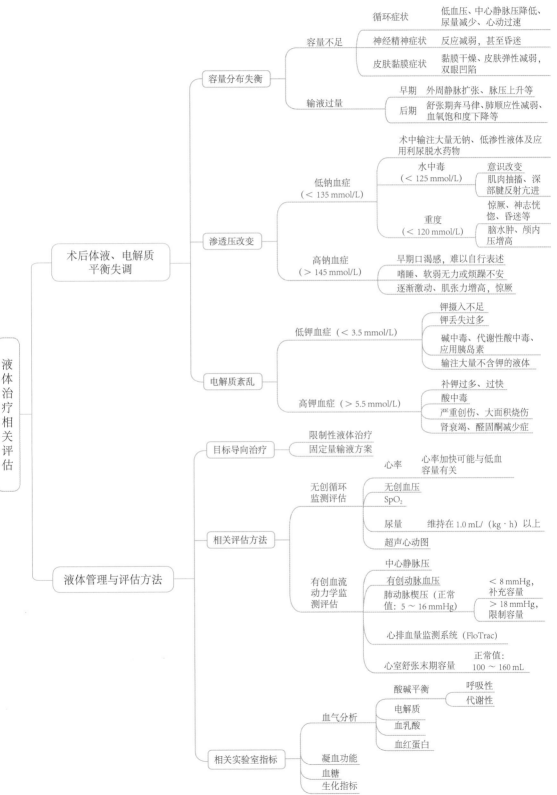

第七节　肌肉松弛状态评估

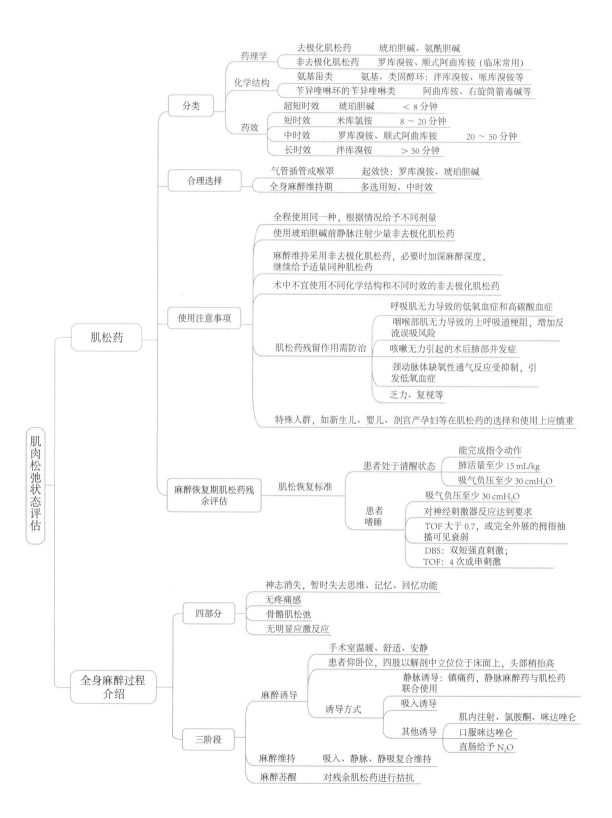

第八节 全身麻醉术后躁动评估

全身麻醉术后躁动评估
- 苏醒期躁动相关因素
  - 药物影响
    - 术前东莨菪碱可致定向障碍及躁动，阿托品可致术后谵妄
    - 静脉麻醉诱导药物与术后躁动的发生有一定的关系，如使用氯胺酮、依托咪酯，术后躁动概率较高
    - 吸入麻醉药物容易导致苏醒期出现躁动
    - 肌松药残余
    - 催醒的拮抗药物用量过大
  - 年龄因素
    - 小儿和年轻患者发生率较高
  - 手术部位、体位
    - 胸部及上腹部手术躁动概率较高，与呼吸引起切口剧烈疼痛有关
    - 神经外科术后躁动与颅脑手术后短暂脑功能障碍有关
    - 肥胖或 COPD 患者往往试图改变平卧的姿势
  - 术后不良刺激
    - 疼痛、气管插管、引流管、导尿管等
  - 生理功能紊乱
    - 中度缺氧、高碳酸血症
    - 血压过低
- 评估方法
  - 镇静-躁动评分（SAS）
    - 7分，危险躁动 —— 试图拔管、攻击医护人员、床上辗转挣扎等
    - 6分，非常躁动 —— 需要保护性束缚并反复言语提示劝阻、咬气管导管
    - 5分，躁动 —— 焦虑或身体躁动，经语言提示劝阻可安静
    - 4分，安静合作 —— 安静、容易唤醒、服从指令
    - 3分，镇静 —— 处于嗜睡状态
    - 2分，非常镇静 —— 对躯体刺激有反应、不能交流及服从指令，有自主运动
    - 1分，不能唤醒 —— 对恶性刺激无或仅有轻微反应、不能交流及服从命令
  - Richmond 躁动-镇静评分（RASS）
    - +4分，有攻击性 —— 有暴力行为
    - +3分，非常躁动 —— 试图拔出气管导管、胃管或输液管
    - +2分，躁动焦虑 —— 身体激烈移动、无法配合呼吸机
    - +1分，不安焦虑 —— 焦虑紧张但身体只能轻微移动
    - 0分，清醒平静 —— 清醒自然状态
    - −1分，昏昏欲睡 —— 没有完全清醒，但可以保持清醒超过10秒
    - −2分，轻度昏睡 —— 无法维持清醒超过10秒
    - −3分，中度镇静 —— 对声音有反应
    - −4分，重度镇静 —— 对身体刺激有反应
    - −5分，昏迷 —— 对声音及身体刺激都无反应
  - 肌肉运动评分法（MAAS）
    - 6分，危险躁动 —— 无刺激就有活动、不能安静下来
    - 5分，躁动 —— 无刺激就有活动、不服从指令
    - 4分，烦躁但能配合 —— 无刺激就有活动、无目的活动、能服从指令
    - 3分，安静、配合 —— 无刺激就有活动、有目的的活动、能服从指令
    - 2分，对触摸、叫姓名有反应 —— 可睁眼、抬眉、向刺激方向转头，触摸或大声叫名字时有肢体活动
    - 1分，仅对恶性刺激有反应 —— 可睁眼、抬眉、向刺激方向转头
    - 0分，无反应
  - Ramsay 评分（可靠但缺乏特征性的指标）
    - 1分，焦虑、躁动不安
    - 2分，配合、有定向力、安静
    - 3分，对指令有反应
    - 4分，嗜睡、对轻叩眉间或大声听觉刺激反应敏捷
    - 5分，嗜睡、对轻叩眉间或大声听觉刺激反应迟钝
    - 6分，嗜睡、无任何反应
  - 躁动分级
    - 轻度 —— 拔管前后在吸痰等强刺激下发生躁动，一旦刺激停止或拔管后言语安慰躁动即停止
    - 中度 —— 拔管前无刺激情况下发生躁动，拔管后意识欠清，言语安慰不能主动配合，需制动
    - 重度 —— 需药物和物理方法制动
  - 儿童躁动分级
    - 1分，睡眠
    - 2分，清醒、安静
    - 3分，激惹、哭闹
    - 4分，无法安慰、无法停止哭闹
    - 5分，严重躁动、定向障碍

第九节 跌倒风险评估

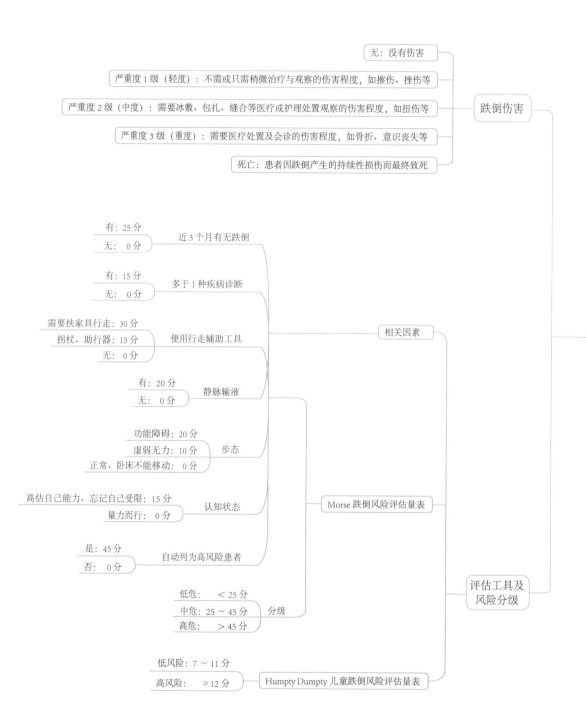

无：没有伤害

严重度 1 级（轻度）：不需或只需稍微治疗与观察的伤害程度，如擦伤、挫伤等

严重度 2 级（中度）：需要冰敷、包扎、缝合等医疗或护理处置观察的伤害程度，如扭伤等

严重度 3 级（重度）：需要医疗处置及会诊的伤害程度，如骨折、意识丧失等

死亡：患者因跌倒产生的持续性损伤而最终致死

跌倒伤害

有：25 分
无：0 分
近 3 个月有无跌倒

有：15 分
无：0 分
多于 1 种疾病诊断

需要扶家具行走：30 分
拐杖、助行器：15 分
无：0 分
使用行走辅助工具

有：20 分
无：0 分
静脉输液

功能障碍：20 分
虚弱无力：10 分
正常、卧床不能移动：0 分
步态

高估自己能力、忘记自己受限：15 分
量力而行：0 分
认知状态

相关因素

是：45 分
否：0 分
自动列为高风险患者

Morse 跌倒风险评估量表

低危：< 25 分
中危：25 ～ 45 分
高危：> 45 分
分级

评估工具及风险分级

低风险：7 ～ 11 分
高风险：≥ 12 分
Humpty Dumpty 儿童跌倒风险评估量表

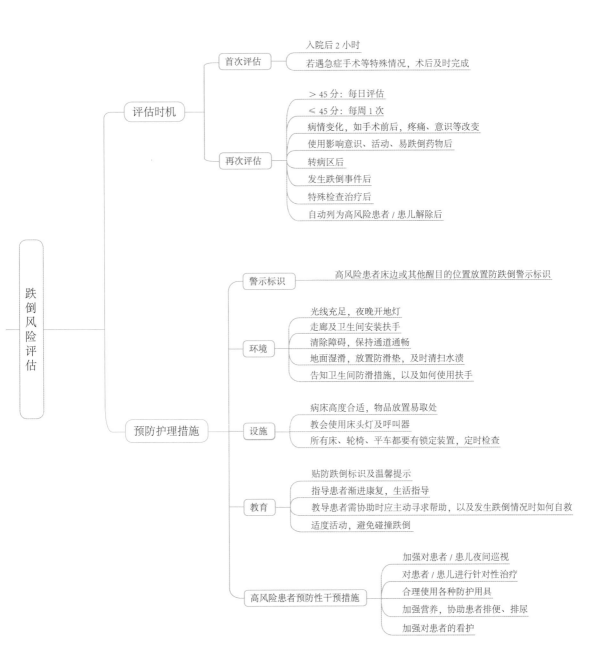

第十节 住院患者压疮评估

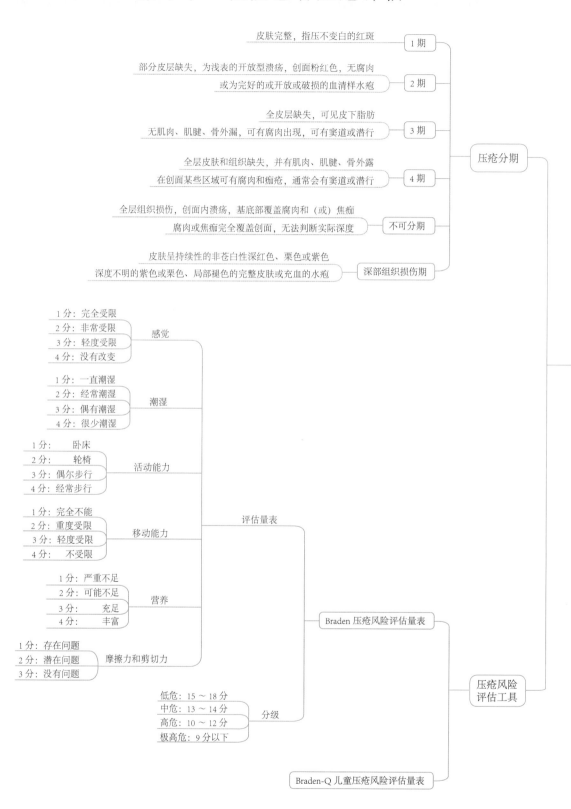

皮肤完整，指压不变白的红斑 —— 1 期

部分皮层缺失，为浅表的开放型溃疡，创面粉红色，无腐肉
或为完好的或开放或破损的血清样水疱 —— 2 期

全皮层缺失，可见皮下脂肪
无肌肉、肌腱、骨外漏，可有腐肉出现，可有窦道或潜行 —— 3 期

全层皮肤和组织缺失，并有肌肉、肌腱、骨外露
在创面某些区域可有腐肉和痂疮，通常会有窦道或潜行 —— 4 期

全层组织损伤，创面内溃疡，基底部覆盖腐肉和（或）焦痂
腐肉或焦痂完全覆盖创面，无法判断实际深度 —— 不可分期

皮肤呈持续性的非苍白性深红色、栗色或紫色
深度不明的紫色或栗色、局部褪色的完整皮肤或充血的水疱 —— 深部组织损伤期

压疮分期

1 分：完全受限
2 分：非常受限
3 分：轻度受限
4 分：没有改变
—— 感觉

1 分：一直潮湿
2 分：经常潮湿
3 分：偶有潮湿
4 分：很少潮湿
—— 潮湿

1 分：卧床
2 分：轮椅
3 分：偶尔步行
4 分：经常步行
—— 活动能力

1 分：完全不能
2 分：重度受限
3 分：轻度受限
4 分：不受限
—— 移动能力

1 分：严重不足
2 分：可能不足
3 分：充足
4 分：丰富
—— 营养

1 分：存在问题
2 分：潜在问题
3 分：没有问题
—— 摩擦力和剪切力

评估量表

Braden 压疮风险评估量表

低危：15 ~ 18 分
中危：13 ~ 14 分
高危：10 ~ 12 分
极高危：9 分以下
—— 分级

压疮风险评估工具

Braden-Q 儿童压疮风险评估量表

住院患者压疮评估

- 评估时机
  - 首次评估
    - 入院后 2 小时内完成
    - 遇急症手术等特殊情况，术后及时完成
  - 再次评估
    - 极高危者每 48 小时评估 1 次
    - 高危及中危者每周评估 2 次
    - 低危者每周评估 1 次
    - 发生病情变化时应随时评估

- 预防护理措施
  - 警示标识
    - 评估存在危险的患者应在床边或醒目位置放置防压疮警示标识
  - 皮肤护理
    - 避免不良刺激：勤清洗、勤更换，禁用碱性护肤品
    - 在受压部位使用泡沫敷料、水胶体敷料等
    - 对于高危患者及高发部位，应考虑使用多层硅胶敷料来强化压疮的预防
  - 体位安置与变换
    - 更换体位的频率根据患者的病情、皮肤耐受程度等决定
    - 侧卧位时尽量选择 30°侧卧位
    - 充分抬高足跟，可在小腿下垫一个软枕
    - 避免长时间摇高床头超过 30°体位、半坐卧位，若病情需要，先摇高床尾至一定高度，再摇高床头
    - 限制患者坐在无支撑面的椅子上时，每次最长不超过 2 小时
    - 当患者骶尾部或坐骨发生压疮时，限制每天坐位少于 3 次，每次少于 1 小时
  - 支撑面
    - 使用支撑面仍需定时进行体位变换，并进行压疮预防的持续评估
    - 在椅子上或轮椅上使用减压坐垫
  - 营养支持
    - 对于压疮高危人群进行营养筛查并积极采取干预措施
    - 对于急慢性疾病，或接受外科治疗而导致有营养风险或压疮风险者，在正常膳食外，提供高蛋白混合口服营养补充制剂

第十一节 非计划性拔管风险评估

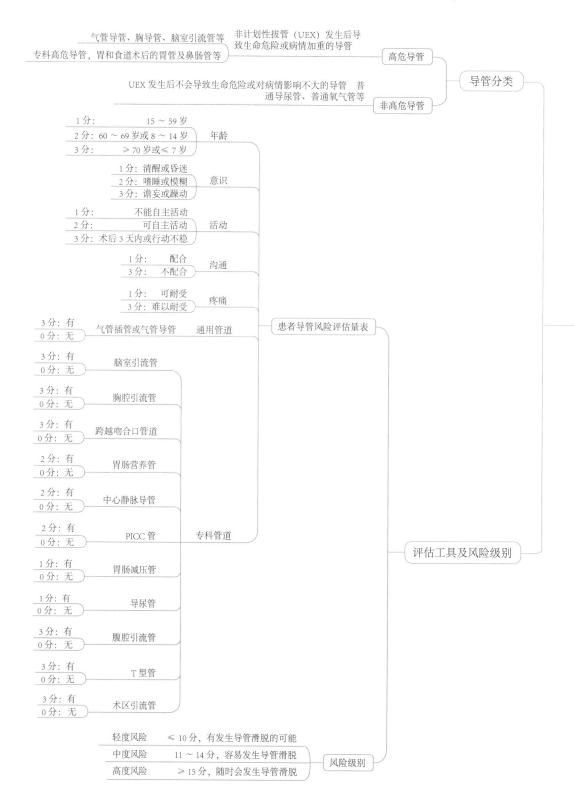

气管导管、胸导管、脑室引流管等专科高危导管，胃和食道术后的胃管及鼻肠管等

非计划性拔管（UEX）发生后导致生命危险或病情加重的导管 —— 高危导管

UEX 发生后不会导致生命危险或对病情影响不大的导管 普通导尿管、普通氧气管等 —— 非高危导管

导管分类

患者导管风险评估量表

年龄
1分： 15～59 岁
2分：60～69 岁或 8～14 岁
3分： ≥70 岁或 ≤7 岁

意识
1分：清醒或昏迷
2分：嗜睡或模糊
3分：谵妄或躁动

活动
1分： 不能自主活动
2分： 可自主活动
3分：术后 3 天内或行动不稳

沟通
1分： 配合
3分： 不配合

疼痛
1分： 可耐受
3分： 难以耐受

通用管道
气管插管或气管导管 3分：有 / 0分：无

专科管道
脑室引流管 3分：有 / 0分：无
胸腔引流管 3分：有 / 0分：无
跨越吻合口管道 3分：有 / 0分：无
胃肠营养管 2分：有 / 0分：无
中心静脉导管 2分：有 / 0分：无
PICC 管 2分：有 / 0分：无
胃肠减压管 1分：有 / 0分：无
导尿管 1分：有 / 0分：无
腹腔引流管 3分：有 / 0分：无
T 型管 3分：有 / 0分：无
术区引流管 3分：有 / 0分：无

评估工具及风险级别

风险级别
轻度风险 ≤10 分，有发生导管滑脱的可能
中度风险 11～14 分，容易发生导管滑脱
高度风险 ≥15 分，随时会发生导管滑脱

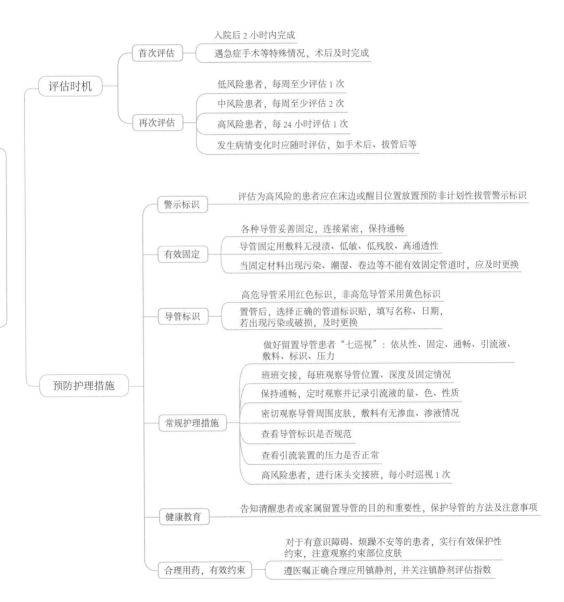

非计划性拔管风险评估

评估时机
　首次评估
　　入院后 2 小时内完成
　　遇急症手术等特殊情况，术后及时完成
　再次评估
　　低风险患者，每周至少评估 1 次
　　中风险患者，每周至少评估 2 次
　　高风险患者，每 24 小时评估 1 次
　　发生病情变化时应随时评估，如手术后、拔管后等

预防护理措施
　警示标识
　　评估为高风险的患者应在床边或醒目位置放置预防非计划性拔管警示标识
　有效固定
　　各种导管妥善固定，连接紧密，保持通畅
　　导管固定用敷料无浸渍、低敏、低残胶、高通透性
　　当固定材料出现污染、潮湿、卷边等不能有效固定管道时，应及时更换
　导管标识
　　高危导管采用红色标识，非高危导管采用黄色标识
　　置管后，选择正确的管道标识贴，填写名称、日期，若出现污染或破损，及时更换
　常规护理措施
　　做好留置导管患者"七巡视"：依从性、固定、通畅、引流液、敷料、标识、压力
　　班班交接，每班观察导管位置、深度及固定情况
　　保持通畅，定时观察并记录引流液的量、色、性质
　　密切观察导管周围皮肤，敷料有无渗血、渗液情况
　　查看导管标识是否规范
　　查看引流装置的压力是否正常
　　高风险患者，进行床头交接班，每小时巡视 1 次
　健康教育
　　告知清醒患者或家属留置导管的目的和重要性，保护导管的方法及注意事项
　合理用药，有效约束
　　对于有意识障碍、烦躁不安等的患者，实行有效保护性约束，注意观察约束部位皮肤
　　遵医嘱正确合理应用镇静剂，并关注镇静剂评估指数

第十二节 转出麻醉后恢复室评估标准

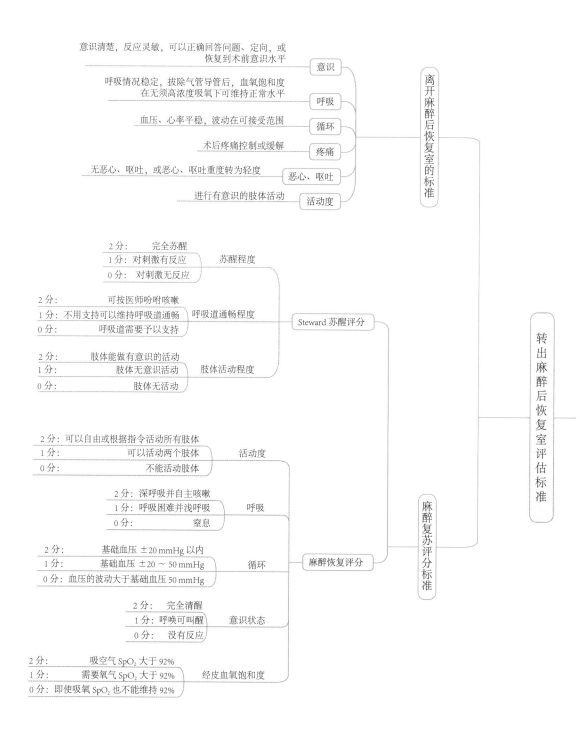

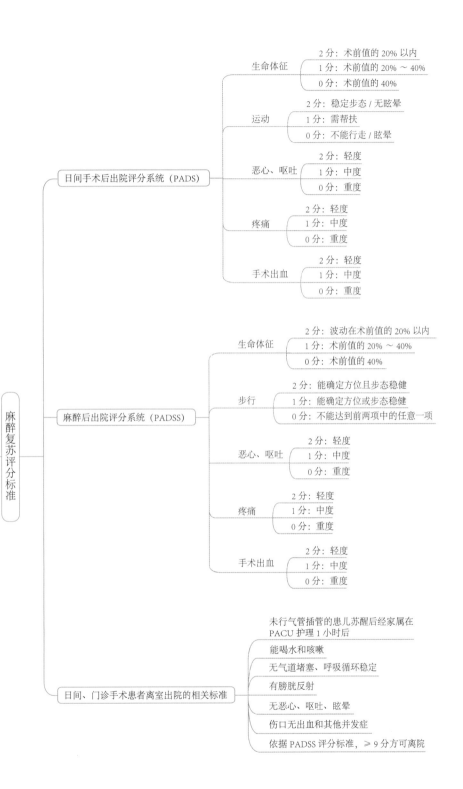

第三章 麻醉后恢复室常见并发症护理

第一节 呼吸系统并发症

年龄 > 65 岁，肥胖，合并严重呼吸、循环系统疾病，以及存在会导致携氧能力下降的原发疾病如贫血等 —— 患者因素

全身麻醉低氧血症发生率高于区域阻滞麻醉
麻醉时间 > 4 小时
胸腹部手术者 —— 手术及麻醉因素
阿片类镇痛药、肌松药等残余作用

分泌物阻塞、舌后坠、喉痉挛等情况都可造成呼吸道梗阻，引起通气不足和低氧血症，应及时按需排痰、清理呼吸道分泌物 —— 呼吸道梗阻

若术后肺膨胀不全或出现肺不张、气胸等，使经肺的静脉血得不到充分的氧合，造成低氧血症 —— 肺不张
可湿化给氧，并鼓励患者咳嗽、深吸气，必要时间歇正压通气

多发生于有心脏疾病史的患者
表现为低氧血症、呼吸困难、端坐呼吸、颈静脉怒张、喘鸣、第三心音奔马律，可能由于液体超负荷、心律失常、心肌缺血诱发 —— 心源性肺水肿

查体、胸部 X 线检查、动脉血气分析和心电图
遵医嘱给予面罩给氧或无创呼吸机支持，必要时重新插管 —— 处理
给予利尿药减轻心脏负荷

—— 低氧血症

指各种原因造成的肺泡通气量降低，引起 $PaCO_2$ 增高或合并低氧血症 —— 定义
呼吸频率慢、潮气量小或呼吸浅快，伴随着肺泡通气下降导致的 $PaCO_2$ 的升高 —— 临床表现
$PaCO_2 > 45$ mmHg，SpO_2 低于正常 —— 主要依据
中枢性呼吸驱动的减弱，呼吸机功能恢复不足，呼吸系统急性或慢性疾病的影响 —— 原因
针对通气不足查找原因，对症处理，必要时以辅助呼吸和控制呼吸方式进行呼吸支持 —— 护理措施

—— 通气不足

病因：①麻醉药及肌松药残留；②鼾症或巨舌症患者
临床表现：呼吸费力，不同程度鼾声，舌后坠完全堵塞气道时鼾音消失
预防：待患者完全清醒及吞咽反射、呛咳反射完全恢复后才能拔除气管导管，拔管后头偏向一侧
开放气道：①仰头举颏法；②双手托颌法
置入口咽通气道　正确型号：根据患者年龄及体型，以及耳垂至口角处的距离选择
置入鼻咽通气道　正确型号：根据鼻尖至外耳道的距离选择 —— 处理

—— 舌后坠（最常见）

病因：①浅麻醉下拔除气管插管；②咽喉部分泌物刺激；③呼吸道感染、缺氧和（或）CO_2 蓄积使喉部组织应激性增高

轻度喉痉挛：吸气时声带紧张，声门变窄，发出高亢喉鸣音；SpO_2 保持在 90% 以上
中度喉痉挛：呼气时假声带紧张，发出粗糙的喉鸣音；吸气时可有三凹征、喉鸣音，SpO_2 为 80% ～ 90%
重度喉痉挛：咽喉部肌肉皆进入痉挛状态，声带、假声带和勺状会厌完全内收，出现三凹征和严重发绀，SpO_2 保持在 50% 以下，出现心动过缓 —— 临床表现

预防：吸痰、拔管动作轻柔，防止气道分泌物堵塞及胃内容物反流
轻度喉痉挛：去除病因后，给予面罩加压给氧
中度喉痉挛：立即开放气道，给予简易呼吸器加压给氧，遵医嘱给予地塞米松
重度喉痉挛：立即静脉注入小剂量琥珀胆碱及面罩加压给氧，紧急时进行环甲膜穿刺或床边气管切开 —— 处理

—— 喉痉挛

—— 呼吸道梗阻

—— 呼吸系统并发症

呼吸道梗阻

支气管痉挛

病因
- 患者既往史存在支气管哮喘或呼吸道慢性炎症
- 麻醉或手术操作的刺激引起反射性支气管平滑肌痉挛收缩
- 长期吸烟，尤其伴咳嗽、多痰、高气管反应者

临床表现
- 支气管平滑肌痉挛性收缩，气道变窄，通气阻力骤然增加，呼气性呼吸困难，最终导致严重缺氧和 CO_2 蓄积并引起血流动力学改变
- 气道阻力增高，呼气期延长而费力，伴有哮鸣音

处理
- 消除诱因
  - 停止使用兴奋迷走神经、刺激呼吸道增加分泌物和促使组胺释放的麻醉药，停止气道内物理刺激
- 药物治疗
  - 首选 β 受体激动药，解除支气管痉挛，如沙丁胺醇
  - 糖皮质激素是围术期支气管痉挛治疗的一线药，可以减轻气道黏膜水肿，抑制或减少支气管收缩介质的释放，如氢化可的松
  - 抗胆碱能药物用于老年或吸烟支气管痉挛的患者，如溴化异丙托品、丙泊酚
- 必要时行气管插管给予呼吸支持

喉头血肿

病因
- 机械性损伤多为插管动作粗暴，反复插管或盲插
- 气管内导管过粗或气囊注气过多
- 原发性上呼吸道炎症
- 头颈部手术或支气管镜操作

临床表现
- 喘鸣、胸廓凹陷、声嘶、犬吠样咳嗽及不同程度的呼吸困难

处理
- 预防是关键
  - 严格遵守操作规程，选择合适型号的导管，操作轻柔
  - 术后患者清醒，呼吸平稳，握拳有力，血氧正常，应及时拔除气管导管
- 及时清理呼吸道分泌物，减少刺激，禁止说话
- 雾化治疗
- 静脉滴注地塞米松或氢化可的松
- 重新插管，所用导管型号比原先至少小一个型号
- 遇到气管插管困难的紧急情况下，采取环甲膜穿刺或气管切开术

声带麻痹

病因
- 经气管插管套囊压力不均匀导致喉返神经受损害
- 甲状腺手术误伤或局部压迫、气管周围手术操作及气管插管或拔管操作粗暴

临床表现
- 单侧声带麻痹一般表现为术后数周声音嘶哑，一侧麻痹通畅仍可维持呼吸道通畅
- 双侧麻痹可致严重呼吸道梗阻，表现为拔管后立即出现上呼吸道梗阻

处理
- 单侧非完全性麻痹，发音、呼吸无明显障碍，常不需要治疗
- 单侧完全性麻痹，如长时间仍不能代偿，而患者要求改善发音时，可在声带黏膜下注射特氟隆、可溶性胶原纤维等使声带变宽，向中线靠拢
- 双侧外展麻痹，若发生呼吸困难，应行气管切开，以后再行手术矫正

第二节　循环系统并发症

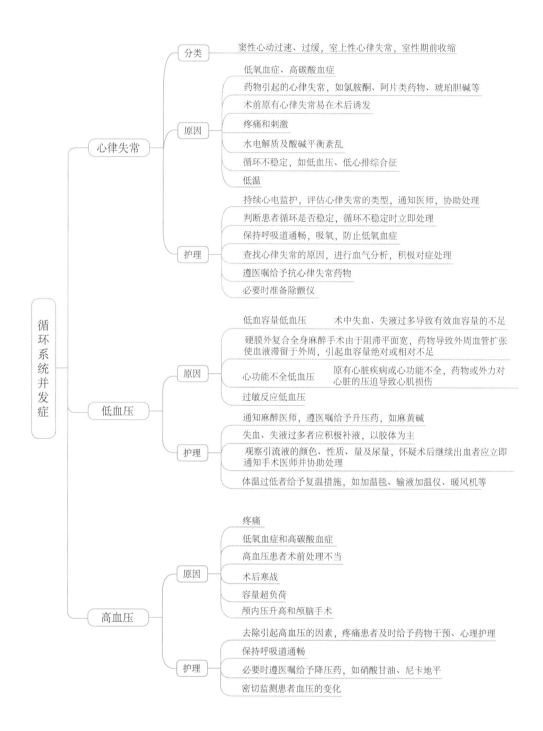

循环系统并发症

心律失常
- 分类
  - 窦性心动过速、过缓，室上性心律失常，室性期前收缩
- 原因
  - 低氧血症、高碳酸血症
  - 药物引起的心律失常，如氯胺酮、阿片类药物、琥珀胆碱等
  - 术前原有心律失常易在术后诱发
  - 疼痛和刺激
  - 水电解质及酸碱平衡紊乱
  - 循环不稳定，如低血压、低心排综合征
  - 低温
- 护理
  - 持续心电监护，评估心律失常的类型，通知医师，协助处理
  - 判断患者循环是否稳定，循环不稳定时立即处理
  - 保持呼吸道通畅，吸氧，防止低氧血症
  - 查找心律失常的原因，进行血气分析，积极对症处理
  - 遵医嘱给予抗心律失常药物
  - 必要时准备除颤仪

低血压
- 原因
  - 低血容量低血压　　术中失血、失液过多导致有效血容量的不足
  - 硬膜外复合全身麻醉手术由于阻滞平面宽，药物导致外周血管扩张使血液滞留于外周，引起血容量绝对或相对不足
  - 心功能不全低血压　　原有心脏疾病或心功能不全，药物或外力对心脏的压迫导致心肌损伤
  - 过敏反应低血压
- 护理
  - 通知麻醉医师，遵医嘱给予升压药，如麻黄碱
  - 失血、失液过多者应积极补液，以胶体为主
  - 观察引流液的颜色、性质、量及尿量，怀疑术后继续出血者应立即通知手术医师并协助处理
  - 体温过低者给予复温措施，如加温毯、输液加温仪、暖风机等

高血压
- 原因
  - 疼痛
  - 低氧血症和高碳酸血症
  - 高血压患者术前处理不当
  - 术后寒战
  - 容量超负荷
  - 颅内压升高和颅脑手术
- 护理
  - 去除引起高血压的因素，疼痛患者及时给予药物干预、心理护理
  - 保持呼吸道通畅
  - 必要时遵医嘱给予降压药，如硝酸甘油、尼卡地平
  - 密切监测患者血压的变化

第三节 神经系统并发症

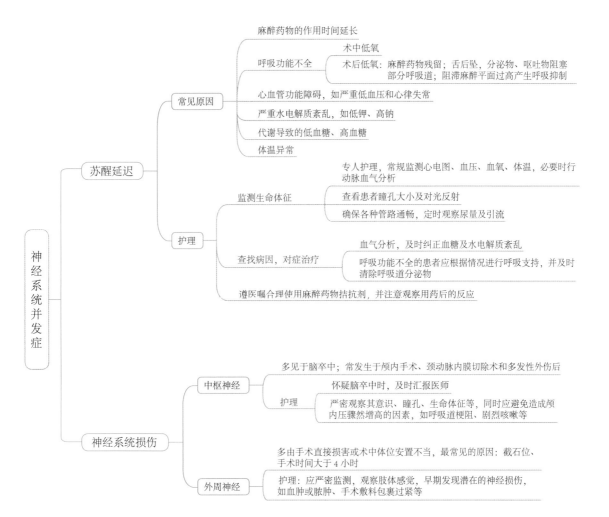

第四节　泌尿系统并发症

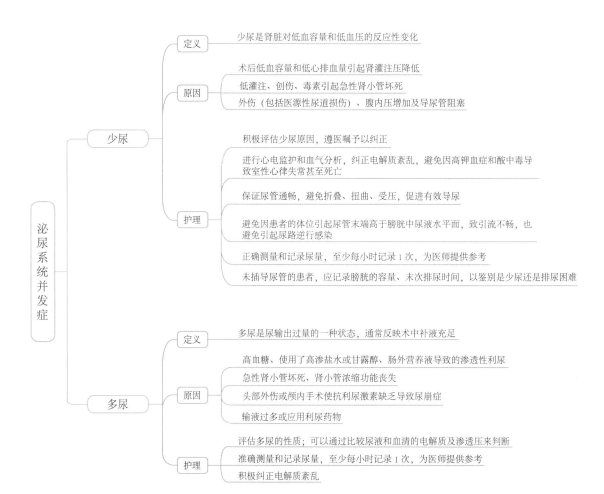

第五节　谵妄和躁动

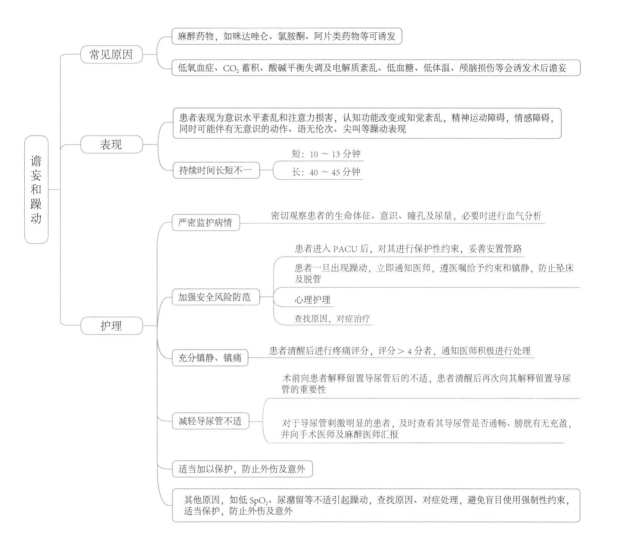

第六节 疼痛

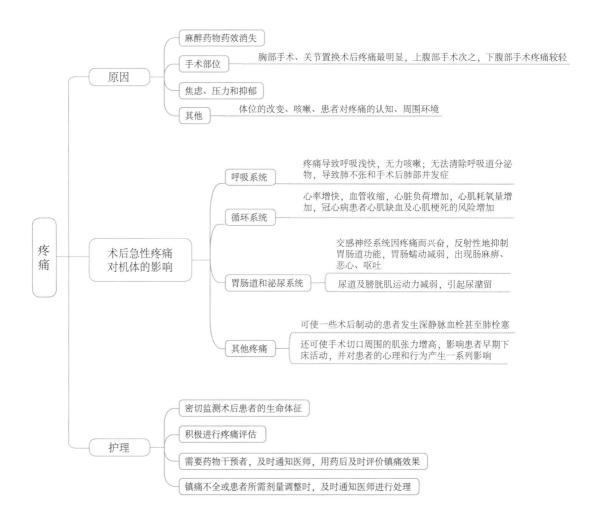

第七节 恶心、呕吐

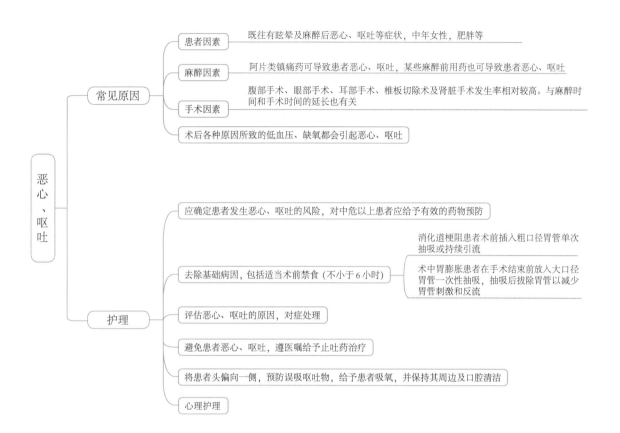

恶心、呕吐
- 常见原因
  - 患者因素 —— 既往有眩晕及麻醉后恶心、呕吐等症状，中年女性，肥胖等
  - 麻醉因素 —— 阿片类镇痛药可导致患者恶心、呕吐，某些麻醉前用药也可导致患者恶心、呕吐
  - 手术因素 —— 腹部手术、眼部手术、耳部手术、椎板切除术及肾脏手术发生率相对较高。与麻醉时间和手术时间的延长也有关
  - 术后各种原因所致的低血压、缺氧都会引起恶心、呕吐
- 护理
  - 应确定患者发生恶心、呕吐的风险，对中危以上患者应给予有效的药物预防
  - 去除基础病因，包括适当术前禁食（不小于6小时）
    - 消化道梗阻患者术前插入粗口径胃管单次抽吸或持续引流
    - 术中胃膨胀患者在手术结束前放入大口径胃管一次性抽吸，抽吸后拔除胃管以减少胃管刺激和反流
  - 评估恶心、呕吐的原因，对症处理
  - 避免患者恶心、呕吐，遵医嘱给予止吐药治疗
  - 将患者头偏向一侧，预防误吸呕吐物，给予患者吸氧，并保持其周边及口腔清洁
  - 心理护理

第八节 低温、高热

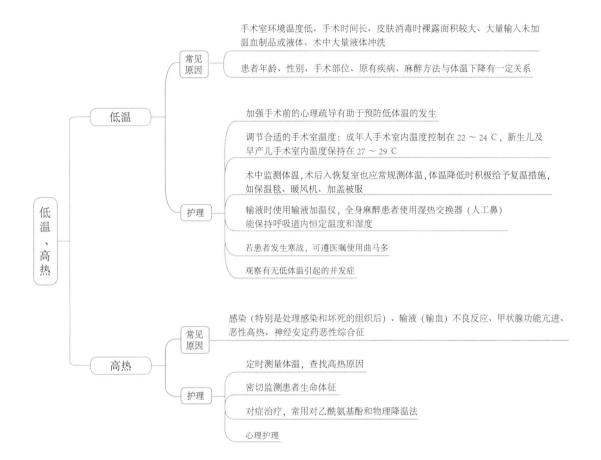

第四章 麻醉常用监测技术

第一节 脉搏血氧饱和度（≥95%）监测

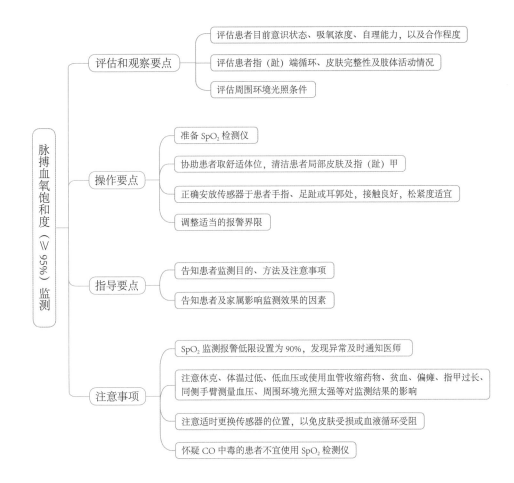

脉搏血氧饱和度（≥95%）监测

评估和观察要点
- 评估患者目前意识状态、吸氧浓度、自理能力，以及合作程度
- 评估患者指（趾）端循环、皮肤完整性及肢体活动情况
- 评估周围环境光照条件

操作要点
- 准备 SpO_2 检测仪
- 协助患者取舒适体位，清洁患者局部皮肤及指（趾）甲
- 正确安放传感器于患者手指、足趾或耳郭处，接触良好，松紧度适宜
- 调整适当的报警界限

指导要点
- 告知患者监测目的、方法及注意事项
- 告知患者及家属影响监测效果的因素

注意事项
- SpO_2 监测报警低限设置为90%，发现异常及时通知医师
- 注意休克、体温过低、低血压或使用血管收缩药物、贫血、偏瘫、指甲过长、同侧手臂测量血压、周围环境光照太强等对监测结果的影响
- 注意适时更换传感器的位置，以免皮肤受损或血液循环受阻
- 怀疑 CO 中毒的患者不宜使用 SpO_2 检测仪

第二节 呼气末二氧化碳分压监测

呼气末二氧化碳分压（PetCO$_2$）监测

监测意义

通气功能检测
- 无明显心肺疾病患者通气血流比值正常，在一定程度上可以反映 PaCO$_2$
- 机械通气时，可根据 PetCO$_2$ 来调节潮气量，避免出现通气不足或过度造成高或低碳酸血症

确定气管位置
- PetCO$_2$ 是确定气管导管在气管内的最灵敏、最特异的指标

及时发现呼吸机的机械障碍
- 如接头脱落、回路漏气、导管扭曲、气道阻塞、活瓣失灵及其他机械故障

监测体内 CO$_2$ 产量的变化
- 体温升高、静脉输入大量 NaHCO$_3$、突然松止血带或恶性高热均能使 CO$_2$ 产量增多

了解肺泡无效腔量及肺血流量的变化
- 若 PetCO$_2$ 低于 PaCO$_2$，PetCO$_2$ 增加，或 CO$_2$ 波形斜形上升，说明肺泡无效腔量增加及肺血流减少
- 当休克、心搏骤停及肺梗死，血流减少或停止时，CO$_2$ 迅速为零，CO$_2$ 波形消失
- 当 PetCO$_2$ > 10 mmHg，表示肺已有好的血流，但应排除过度通气引起的 PetCO$_2$ 降低

波形监测和处理

- PetCO$_2$ 上升段延长，呼气平台倾斜度增加，此种情况一般为气道不全梗阻的表现；通过及时调整气管插管位置，确认插管位置正确，解除气道不全梗阻即可得到改善
- 吸气基线显著抬高，PetCO$_2$ 异常增高，这可能是钠石灰失效，CO$_2$ 在体内蓄积导致，经更换钠石灰，加大通气量，基线逐渐降至正常水平
- PetCO$_2$ 波形突然消失，可能是因为呼吸机管道脱落，重新接回脱落的管道，呼吸机运转即可恢复
- PetCO$_2$ 平台突然降低，可能是因为气管管道部分脱出，患者呼出的 CO$_2$ 只有少量经过探头，表现为 PetCO$_2$ 平台降低，需调整气管管道位置，确认插管位置准确，或患者恢复期呼吸基本恢复，按除导管改面罩给氧
- PetCO$_2$ 增高，峰相变长，见于自主呼吸恢复期，呼吸过缓，SpO$_2$ 值下降，PetCO$_2$ 逐渐升高，可能为残留肌松药对呼吸肌的抑制所致，或大剂量应用镇静药、镇痛药抑制了呼吸肌，表现为呼吸频率和每分通气量过低。此种情况给予手控辅助呼吸或呼吸机同步呼吸，等待患者自主呼吸恢复，PetCO$_2$ 曲线逐渐转向正常
- PetCO$_2$ 降低，峰相变长，见于低温引起患者苏醒延迟，低温状态下 CO$_2$ 产量减少，导致 PetCO$_2$ 降低

监测要点

评估和观察要点
- 评估患者病情、意识状态及合作程度
- 观察患者呼吸形态、氧合情况及血气分析结果

操作要点
- 连接 PetCO$_2$ 监测模块与监护仪，正确连接 PetCO$_2$ 监测传感器与人工气道
- 校正零点，测血压，记录

指导要点
- 告知患者及家属监测的目的及配合方法

注意事项
- 每次使用前均要对仪器进行零点调定
- 使用旁流型 CO$_2$ 监测仪时要用专用的硬质采样管
- 连续监测时间过长时，需定时重新调零
- 应及时去除 CO$_2$ 监测窗中的冷凝水
- 注意影响监测的因素，如 CO$_2$ 产量、肺换气量、肺血流灌注及机械故障

第三节 动脉压监测

```
                              ┌── 评估和观察 ─── 评估患者病情、体温及合作程度
                              │    要点        评估患者基础血压、治疗、用药情况，观察患者血压变化
                              │
                              │                患者露出手臂并伸直，将袖带缠于上臂，下缘距肘窝 2 ～ 3 cm，松紧以放进
                              │                一指为宜
                              │    操作要点    当用水银血压计测量时，要使水银柱"0"点与肱动脉、心脏处于同一水平，
              ┌── 无创动脉压监测 ─┤                听诊器于肱动脉搏动最强处固定，充气至搏动音消失
              │               │                使用监测仪测量时，根据患者病情设置血压监测模式、间隔时间、报警值
              │               │
              │               │    指导要点    告知患者无创血压测量的目的、意义、注意事项及配合方法
              │               │                指导患者居家自我监测血压的方法，告知患者药物的作用和不良反应
              │               │
              │               │                定时间、定体位、定部位、定血压计
              │               │                测量时肱动脉与心脏处于同一水平，卧位平腋中线，坐位时平第 4 肋
              │               └── 注意事项     偏瘫患者选择健侧上臂
动脉                          │                测量前检查血压计的有效性，定期检测、校对
压
监                            │
测                            │    并发症 ──── 血栓、空气栓塞、渗血、出血、血肿、局部或全身感染
              │               │
              │               │    监测要点    评估患者病情、体位、自理能力及合作程度
              │               │                评估动脉搏动情况及侧支循环情况
              │               │
              │               │                备齐用物，配好的肝素盐水置于加压袋内，连接一次性压力套装，排气备用
              │               │    操作要点    动脉置管成功后妥善固定，肝素盐水冲洗管路，调整监护仪至动脉监测
              └── 有创动脉压监测 ─┤                患者平卧位，将传感器置于腋中线第 4 肋间平齐的位置，校零后持续监测
                              │                
                              │    指导要点    告知患者监测的目的及注意事项，取得患者的配合
                              │                指导患者保护动脉穿刺部位，防止导管移动或脱出
                              │
                              │                患者体位改变时重新调试零点，传感器的高度应在左心室水平
                              │                保持管路连接紧密、通畅，避免受压或扭曲
                              │                抽取动脉血后应立即用肝素水快速冲洗，保持加压带压力在 300 mmHg
                              └── 注意事项     观察动脉置管远端肢体血运、皮温及监护仪波形
                                               调整零点、取血等操作过程中严防空气进入血管内
                                               桡动脉穿刺前行 Allen 试验，检查手部的血液供应、桡动脉与尺动脉之间的吻合情况
```

第四节 中心静脉压监测

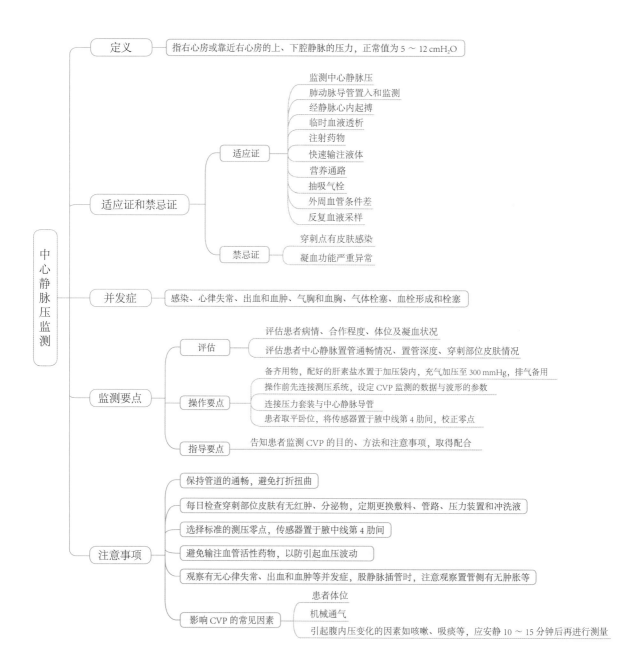

中心静脉压监测

- 定义 —— 指右心房或靠近右心房的上、下腔静脉的压力，正常值为 5 ～ 12 cmH₂O

- 适应证和禁忌证
  - 适应证
    - 监测中心静脉压
    - 肺动脉导管置入和监测
    - 经静脉心内起搏
    - 临时血液透析
    - 注射药物
    - 快速输注液体
    - 营养通路
    - 抽吸气栓
    - 外周血管条件差
    - 反复血液采样
  - 禁忌证
    - 穿刺点有皮肤感染
    - 凝血功能严重异常

- 并发症 —— 感染、心律失常、出血和血肿、气胸和血胸、气体栓塞、血栓形成和栓塞

- 监测要点
  - 评估
    - 评估患者病情、合作程度、体位及凝血状况
    - 评估患者中心静脉置管通畅情况、置管深度、穿刺部位皮肤情况
  - 操作要点
    - 备齐用物，配好的肝素盐水置于加压袋内，充气加压至 300 mmHg，排气备用
    - 操作前先连接测压系统，设定 CVP 监测的数据与波形的参数
    - 连接压力套装与中心静脉导管
    - 患者取平卧位，将传感器置于腋中线第 4 肋间，校正零点
  - 指导要点 —— 告知患者监测 CVP 的目的、方法和注意事项，取得配合

- 注意事项
  - 保持管道的通畅，避免打折扭曲
  - 每日检查穿刺部位皮肤有无红肿、分泌物，定期更换敷料、管路、压力装置和冲洗液
  - 选择标准的测压零点，传感器置于腋中线第 4 肋间
  - 避免输注血管活性药物，以防引起血压波动
  - 观察有无心律失常、出血和血肿等并发症，股静脉插管时，注意观察置管侧有无肿胀等
  - 影响 CVP 的常见因素
    - 患者体位
    - 机械通气
    - 引起腹内压变化的因素如咳嗽、吸痰等，应安静 10 ～ 15 分钟后再进行测量

第五节　麻醉深度监测

麻醉深度监测

- 临床判断
  - 呼吸系统
    - 潮气量、呼吸模式和节律能反映未用肌松药的患者麻醉适当与否
    - 主要受肌松药和呼吸疾病的影响
  - 心血管系统
    - 血压和心率一般随麻醉加深而下降
  - 眼部表现
    - 麻醉深度适当时瞳孔中等偏小，麻醉过浅、过深均使瞳孔扩大
    - 吸入性麻醉药过量可使瞳孔不规则，吗啡可使瞳孔缩小，抗胆碱能药可使瞳孔扩大
    - 浅麻醉下疼痛和呼吸道刺激可引起流泪反射
  - 皮肤体征
    - 皮肤颜色、灌注和温度可反映心血管功能和氧合情况
    - 浅麻醉时交感神经兴奋，出汗增多，但麻醉性镇痛药有不同程度的发汗作用
  - 消化道体征
    - 消化道体征受肌松药、消化道疾病、抗胆碱能药物和自主神经系统疾病的影响
  - 骨骼肌反应
    - 患者对手术刺激的活动反应是判断麻醉是否适当的重要指征之一
- 电生理监测
  - 双频谱脑电图（BIS）
    - 数值意义
      - 85～100：清醒
      - 65～85：镇静
      - 40～65：合适的全身麻醉深度
      - 30～40：深度睡眠
      - 0～30：脑电爆发性抑制
    - 临床应用
      - 意识水平：是预测意识水平的有效方法，可以减少麻醉镇静不足和过度镇静情况的发生
      - 对伤害性刺激的体动反应：对预测异丙酚和异氟醚的体动反应有一定帮助，但不能预测阿片类药物与体动反应之间的关系
      - 术中知晓和回忆：有助于减少术中知晓的发生，但不能完全避免
    - 局限性
      - 信号干扰：起搏器、电刀、电凝等设备会对EEG造成干扰，从而导致BIS数值估算错误
      - 特殊情况
        - 体温每降低1℃，BIS就会降低1.12
        - 有神经系统疾病的患者，BIS与意识水平的关系不明确
      - 儿科患者：麻醉时BIS与年龄的关系尚不明确
  - 听觉诱发电位
    - 数值意义
      - 60～100为清醒状态
      - 40～60为睡眠状态
      - 30～40为浅麻醉状态
      - ＜30为临床麻醉状态
      - 约为45.5时，50%患者发生体动；＜33时，发生体动的可能性小于5%
    - 优点
      - 使麻醉的维持更为平稳，减少麻醉药的用量
      - 确保患者术中无知晓、术后无记忆
      - 可更准确地判断意识的有无
      - 瞬时监测麻醉深度变化
    - 对使用环境要求较高，易受干扰，且不适用于听力障碍的患者

第六节　呼吸功能监测

轻中度缺氧可导致患者兴奋多语、定向力障碍等

严重缺氧可导致患者意识模糊、嗜睡，甚至昏迷 —— 意识状态

急性二氧化碳蓄积可表现为皮肤黏膜充血、潮红，缺氧则可见皮肤黏膜发绀

血红蛋白< 50 g/L 时，即使存在严重缺氧也可能不出现明显发绀体征 —— 皮肤黏膜颜色

频率> 20 次 / 分，即提示有潜在的呼吸功能不全

频率> 30 次 / 分，常表现为呼吸窘迫　正常成年人呼吸频率为 10 ～ 16 次 / 分

上呼吸道梗阻可呈现"三凹征"，可见颈部辅助呼吸肌收缩 —— 呼吸运动

小呼吸道梗阻表现为呼气时腹肌紧张，呼气相延长

干、湿啰音和哮鸣音均提示肺部相应病变

正常呼吸音双侧对称，一侧减弱则提示一侧肺不张、炎症、气胸、胸腔积液 —— 胸部听诊

有助于对气胸、胸腔积液、肺气量的多少、胸膜病变等的判断 —— 胸部的叩诊与触诊

一般监测

指平静呼吸时，每次吸入或呼出的气体量

TV 过高见于呼吸性、代谢性酸中毒，颅内压增高等

成年人 TV 为 8 ～ 10 mL/kg，小儿 TV 为 6 ～ 10 mL/kg；TV < 5 mL/kg 时，需行控制或辅助呼吸 —— 潮气量（TV）

指最大吸气后能呼出的肺内最大气体容积，为深吸气量和补呼气量之和

正常值：男性约 3560 mL，女性约 2500 mL

麻醉手术后所有患者肺活量均降低，手术部位越靠近膈肌，肺活量下降越显著 —— 肺活量

指深吸气后肺内所含的气量，即肺活量加余气量

男性约 5020 mL，女性约 3460 mL —— 肺总量

指最大呼气后肺内残留的气体容积，是判断阻塞性肺疾病的最可靠指标

正常值为 20% ～ 30%，> 35% 为异常，常见于老年人及肺气肿患者 —— 余气量

指平静呼气后肺内所含的气体量，包括补呼气量和余气量两部分

1. 由直立位变为仰卧位，FRC 下降 50 ～ 100 mL

2. 全身麻醉诱导后和使用肌松药使膈肌向头端移动　麻醉手术中使 FRC 降低的因素

3. 浅快呼吸和浅麻醉呼吸导致的过度呼气

4. 吸入高浓度氧导致的呼吸性肺不张 —— 功能余气量（FRC）

肺容量测定

呼吸功能监测

生理无效腔 ── 解剖无效腔

肺泡无效腔

每分通气量 ── 指平静状态下每分钟吸入或呼出的气体量，即潮气量 × 呼吸频率

正常成年人静息每分通气量为 6 ～ 8 L

用力肺活量 ── $FEV_1 < 70\%$ 说明气道阻塞，见于支气管哮喘、肺气肿、慢性支气管炎等阻塞性肺疾病

FEV_1 大于正常值提示限制性通气功能障碍，见于胸膜广泛增厚粘连、胸廓疾病等

$FVC < 15\,mL/kg$ 时，术后肺部并发症的发生率明显增加

动态肺容量测定

通气储量 ── 通气储量百分比 =（最大通气量 − 每分通气量）/ 最大通气量 ×100%

高于 93% 正常

低于 86% 反映通气储备状态不良，提示对胸部手术耐受差

低于 70% 提示通气功能受损，应考虑为胸部手术禁忌证，警惕出现术后呼吸功能不全

小气道功能监测 ── 小气道指气道内径在 2 mm 以内的细支气管

有助于慢性、阻塞性肺疾病的早期发现和诊断

气道反应性测定 ── 指气道尤其是气管、支气管对各种刺激所产生的收缩反应

当气道处于一种异常敏感的状态时，物理、化学等刺激因素将导致一种过强或过早的反应，称为气道高反应性

第七节 体温监测

体温监测

围手术期体温变化的因素

患者自身情况

年龄
- 儿童体温略高于成年人，老年人体温偏低
- 早产儿与低体重新生儿体温易随环境温度降低而降低

性别
- 女性体温比男性高约0.3℃，女性基础体温可随月经期变化

病理状态
- 严重感染、败血症、甲状腺功能亢进、恶性高热、脑损伤、嗜铬细胞瘤急性发作等常引起体温升高
- 甲状腺功能低下、肝移植手术无肝期或移植阶段等常引起体温下降

其他
- 饥饿、禁食时，体温会下降；剧烈运动、情绪激动、进食后体温可升高

麻醉方法和各种手术操作对体温的影响

全身麻醉
- 中心温度一般于麻醉诱导后第1个小时明显降低，然后缓慢下降

区域阻滞区
- 机体中心温度降低的程度与阻滞区域的范围有关

麻醉和手术操作
- 围手术期各种原因，如冷消毒液广泛消毒皮肤等均可通过传导、对流等方式使体热不同程度的丢失而导致患者体温下降

药物
- 抑制下丘脑下部的体温调节中枢
- 改变骨骼肌张力
- 干扰散热过程
- 影响糖、脂肪的分解和代谢

环境因素
- 当室温>32℃时，手术时间超过3小时的全身麻醉成年患者，有75%～85%体温可升至38℃以上
- 室温过低时，如果裸露面积大，将使体热散失过多，导致体温下降

体温变化对机体的主要影响

高热的影响

代谢
- 体温升高使机体代谢及氧耗量增加，出现代谢性酸中毒及高碳酸血症
- 持续高热时，出汗增多，呼吸道及手术野水分蒸发加剧，葡萄糖代谢加速，可伴脱水、电解质失衡和低血糖

心血管系统
- 心动过速会导致心脏负荷增加；酸中毒抑制心肌收缩力，降低心血管系统对儿茶酚胺的敏感性
- 合并血容量不足或心功能不全时，易致循环衰竭

呼吸系统
- 动脉血氧分压降低，$PaCO_2$增高，酸中毒刺激颈动脉体和主动脉体化学感受器，致使呼吸深大，增加呼吸做功

中枢神经系统
- 脑组织耗氧剧增，继发脑缺氧、脑水肿
- 表现为谵妄、烦躁、幻觉、惊厥等兴奋状态，或嗜睡、淡漠、甚至昏迷等抑制状态

其他
- 高热时，肝、肾负荷增大，若持续严重高热，代谢消耗会导致细胞通透性增加，出现全身性水肿
- 病情发展至后期可出现心力衰竭、肾衰竭、弥散性血管内凝血或脑疝等

低热的影响

代谢
- 低温使代谢及氧耗量降低，去甲肾上腺素分泌增多，非寒战性产热增加
- 低温时机体代谢、肝肾功能和中枢神经系统功能降低，低温状态下，用药应酌情减量

心血管系统
- 体温下降初期，人体对寒冷的调节反应可使心率加快，伴有心排血量和氧耗增加
- 体温抑制心脏传导系统，增加心肌应激性

呼吸系统
- 体温下降初期，人体对寒冷的调节反应可使呼吸增强
- 进一步下降，代谢降低，低温对中枢可产生抑制作用，使呼吸变浅、变慢
- 低温还可使支气管扩张，解剖无效腔增加，氧解离曲线左移

中枢神经系统
- 低温对中枢神经系统有直接抑制作用，可使脑代谢下降，各部位活动降低
- 表现为脑血流减少、脑体积缩小、脑脊液生成减少、脑脊液压力降低、颅内压下降

其他
- 低温时，肝的解毒功能和肾的滤过及重吸收功能均受到抑制
- 垂体、肾上腺对创伤的反应减弱
- 血液浓缩，血液黏稠度增高，出、凝血时间延长，血小板和纤维蛋白原减少，血管收缩不良

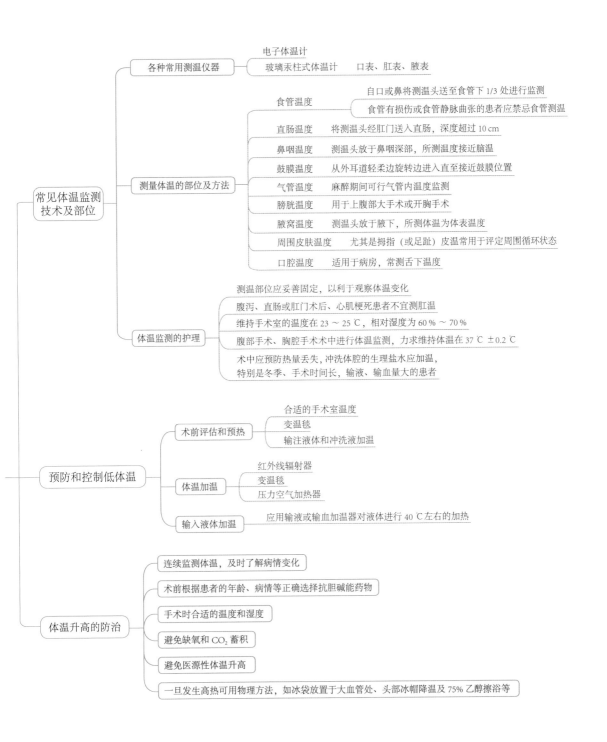

常见体温监测技术及部位
- 各种常用测温仪器
  - 电子体温计
  - 玻璃汞柱式体温计　口表、肛表、腋表
- 测量体温的部位及方法
  - 食管温度
    - 自口或鼻将测温头送至食管下 1/3 处进行监测
    - 食管有损伤或食管静脉曲张的患者应禁忌食管测温
  - 直肠温度　将测温头经肛门送入直肠，深度超过 10 cm
  - 鼻咽温度　测温头放于鼻咽深部，所测温度接近脑温
  - 鼓膜温度　从外耳道轻柔边旋转边进入直至接近鼓膜位置
  - 气管温度　麻醉期间可行气管内温度监测
  - 膀胱温度　用于上腹部大手术或开胸手术
  - 腋窝温度　测温头放于腋下，所测体温为体表温度
  - 周围皮肤温度　尤其是拇指（或足趾）皮温常用于评定周围循环状态
  - 口腔温度　适用于病房，常测舌下温度
- 体温监测的护理
  - 测温部位应妥善固定，以利于观察体温变化
  - 腹泻、直肠或肛门术后、心肌梗死患者不宜测肛温
  - 维持手术室的温度在 23 ~ 25 ℃，相对湿度为 60 % ~ 70 %
  - 腹部手术、胸腔手术术中进行体温监测，力求维持体温在 37 ℃ ±0.2 ℃
  - 术中应预防热量丢失，冲洗体腔的生理盐水应加温，特别是冬季、手术时间长，输液、输血量大的患者

预防和控制低体温
- 术前评估和预热
  - 合适的手术室温度
  - 变温毯
  - 输注液体和冲洗液加温
- 体温加温
  - 红外线辐射器
  - 变温毯
  - 压力空气加热器
- 输入液体加温　应用输液或输血加温器对液体进行 40 ℃左右的加热

体温升高的防治
- 连续监测体温，及时了解病情变化
- 术前根据患者的年龄、病情等正确选择抗胆碱能药物
- 手术时合适的温度和湿度
- 避免缺氧和 CO_2 蓄积
- 避免医源性体温升高
- 一旦发生高热可用物理方法，如冰袋放置于大血管处、头部冰帽降温及 75% 乙醇擦浴等

第八节　心电图监测

评估病情及胸部皮肤情况，电极片定位准确，选择恰当导联；设置报警界限；观察并记录 ── 监测要点

放置电极片时避开伤口、瘢痕、CVC、起搏器及电除颤时电极板的放置处

定期更换电极片及粘贴位置 ── 注意事项

密切监测患者异常心电波形，排除各种干扰和电极脱落；
有起搏器的患者要区别其正常及起搏心律

成年人心率为 60 ～ 100 次 / 分

P-R 间期 0.12 ～ 0.20 秒，同一导联上 P-P 间距相差小于 0.12 秒 ── 正常心电图

P 波规律，在 Ⅱ、Ⅲ、aVF、V₅ 导联上直立，在 aVR 导联上倒置

成年人心率 > 100 次 / 分，心律规则，
P 波规律，Ⅱ、Ⅲ 及 aVF 导联 P 波直立 ── 窦性心动过速

原因：患者精神紧张、疼痛、发热、
心功能不全伴低血容量等

分类：房性、交界区性、室性期前收缩 ── 期前收缩（最常见的心律失常）

诱因：内、外源性儿茶酚胺的刺激；
麻醉药的影响；过度通气等

分类：阵发性室上性心动过速、室性心动过速 ── 心动过速

病因：风湿性心脏病、洋地黄中毒、预激综合征等 ── 快速型心律失常

连续 3 次以上的期前收缩形成心动过速，
频率在 150 ～ 250 次 / 分 ── 心房颤动、心房扑动

病因：风湿性心脏病、二尖瓣病变、
高血压性心脏病、低温、手术刺激等

心室颤动　无可辨 QRS 波，出现振幅、波形
及节律均无规则的高频 "室颤波" ── 心室颤动、心室扑动

心室扑动　呈规则、快速、振幅大的 "正弦
曲线" 样波，与心房扑动 F 波类似，只是幅度
很大

围手术期常见心律失常和心肌缺血心电图特点

心电图监测

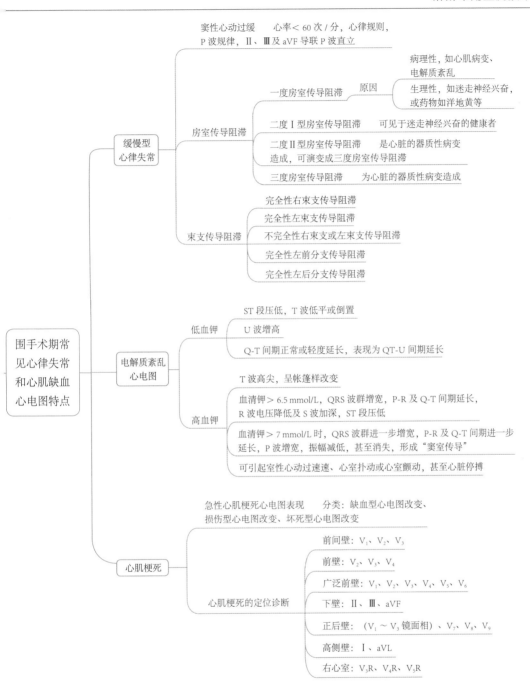

围手术期常见心律失常和心肌缺血心电图特点

- 缓慢型心律失常
  - 窦性心动过缓　心率＜60次/分，心律规则，P波规律，Ⅱ、Ⅲ及aVF导联P波直立
  - 房室传导阻滞
    - 一度房室传导阻滞　原因
      - 病理性，如心肌病变、电解质紊乱
      - 生理性，如迷走神经兴奋，或药物如洋地黄等
    - 二度Ⅰ型房室传导阻滞　可见于迷走神经兴奋的健康者
    - 二度Ⅱ型房室传导阻滞　是心脏的器质性病变造成，可演变成三度房室传导阻滞
    - 三度房室传导阻滞　为心脏的器质性病变造成
  - 束支传导阻滞
    - 完全性右束支传导阻滞
    - 完全性左束支传导阻滞
    - 不完全性右束支或左束支传导阻滞
    - 完全性左前分支传导阻滞
    - 完全性左后分支传导阻滞
- 电解质紊乱心电图
  - 低血钾
    - ST段压低，T波低平或倒置
    - U波增高
    - Q-T间期正常或轻度延长，表现为QT-U间期延长
  - 高血钾
    - T波高尖，呈帐篷样改变
    - 血清钾＞6.5 mmol/L，QRS波群增宽，P-R及Q-T间期延长，R波电压降低及S波加深，ST段压低
    - 血清钾＞7 mmol/L时，QRS波群进一步增宽，P-R及Q-T间期进一步延长，P波增宽，振幅减低，甚至消失，形成"窦室传导"
    - 可引起室性心动过速速、心室扑动或心室颤动，甚至心脏停搏
- 心肌梗死
  - 急性心肌梗死心电图表现　分类：缺血型心电图改变、损伤型心电图改变、坏死型心电图改变
  - 心肌梗死的定位诊断
    - 前间壁：V_1、V_2、V_3
    - 前壁：V_2、V_3、V_4
    - 广泛前壁：V_1、V_2、V_3、V_4、V_5、V_6
    - 下壁：Ⅱ、Ⅲ、aVF
    - 正后壁：（V_1～V_3镜面相）、V_7、V_8、V_9
    - 高侧壁：Ⅰ、aVL
    - 右心室：V_3R、V_4R、V_5R

第九节 血气分析

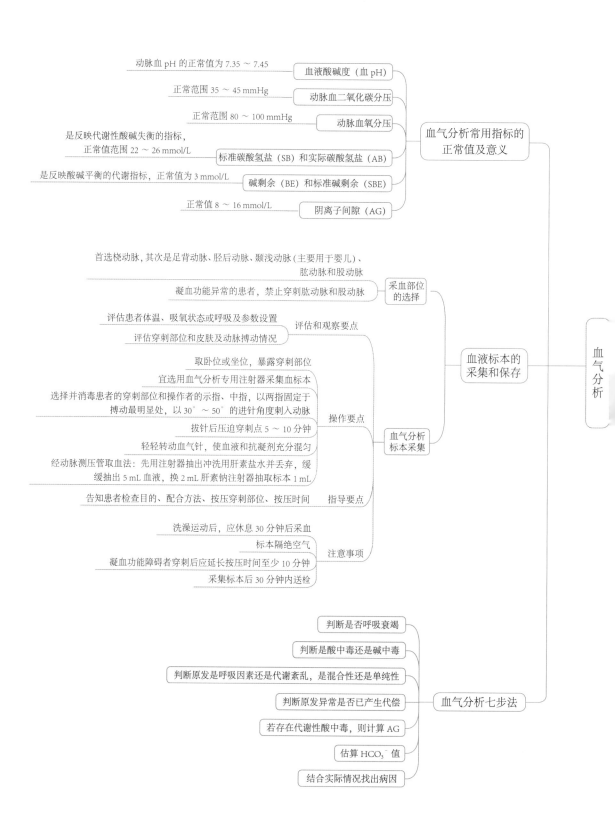

动脉血 pH 的正常值为 7.35 ～ 7.45 —— 血液酸碱度（血 pH）

正常范围 35 ～ 45 mmHg —— 动脉血二氧化碳分压

正常范围 80 ～ 100 mmHg —— 动脉血氧分压

是反映代谢性酸碱失衡的指标，正常值范围 22 ～ 26 mmol/L —— 标准碳酸氢盐（SB）和实际碳酸氢盐（AB）

是反映酸碱平衡的代谢指标，正常值为 3 mmol/L —— 碱剩余（BE）和标准碱剩余（SBE）

正常值 8 ～ 16 mmol/L —— 阴离子间隙（AG）

血气分析常用指标的正常值及意义

首选桡动脉，其次是足背动脉、胫后动脉、颞浅动脉（主要用于婴儿）、肱动脉和股动脉

凝血功能异常的患者，禁止穿刺肱动脉和股动脉

采血部位的选择

评估患者体温、吸氧状态或呼吸及参数设置

评估穿刺部位和皮肤及动脉搏动情况

评估和观察要点

取卧位或坐位，暴露穿刺部位

宜选用血气分析专用注射器采集血标本

选择并消毒患者的穿刺部位和操作者的示指、中指，以两指固定于搏动最明显处，以 30°～ 50°的进针角度刺入动脉

拔针后压迫穿刺点 5 ～ 10 分钟

轻轻转动血气针，使血液和抗凝剂充分混匀

经动脉测压管取血法：先用注射器抽出冲洗用肝素盐水并丢弃，缓缓抽出 5 mL 血液，换 2 mL 肝素钠注射器抽取标本 1 mL

操作要点

血气分析标本采集

告知患者检查目的、配合方法、按压穿刺部位、按压时间 —— 指导要点

洗澡运动后，应休息 30 分钟后采血

标本隔绝空气

凝血功能障碍者穿刺后应延长按压时间至少 10 分钟

采集标本后 30 分钟内送检

注意事项

血液标本的采集和保存

判断是否呼吸衰竭

判断是酸中毒还是碱中毒

判断原发是呼吸因素还是代谢紊乱，是混合性还是单纯性

判断原发异常是否已产生代偿

若存在代谢性酸中毒，则计算 AG

估算 HCO_3^- 值

结合实际情况找出病因

血气分析七步法

血气分析

气道梗阻：慢性阻塞性肺疾病、哮喘、其他阻塞性肺疾病

呼吸性酸中毒病因

中枢神经系统抑制：阻塞性睡眠呼吸暂停综合征

通气受限：CO_2 产量增加、震颤、寒战、癫痫、恶性高热、高代谢、碳水化合物摄入增加

错误的机械通气设置

呼吸性碱中毒病因

中枢神经系统刺激

低氧血症或缺氧

化学感受器刺激

药物刺激

其他：妊娠、肝脏疾病全身性感染等

代谢性碱中毒病因

低血容量伴 Cl^- 缺乏

低血容量、肾丢失 H^+

代谢性酸中毒病因

高 AG

甲醇中毒、尿毒症、糖尿病酮症酸中毒、酒精性酮症酸中毒、饥饿性酮症、副醛中毒、水杨酸中毒

AG 正常

四步搞定血气分析

判断患者是否存在酸中毒或碱中毒

pH ≥ 7.45 初步判定为失代偿性碱中毒

pH ≤ 7.35 初步判定为失代偿性酸中毒

判断酸碱平衡紊乱是呼吸性还是代谢性的

观察 pH 与 $PaCO_2$ 的改变方向

如果是呼吸性的，判断是单纯呼吸性还是合并代谢成分

BE > 3 mmol/L 表示存在代谢性碱中毒

BE < − 3 mmol/L 表示存在代谢性酸中毒

根据 AB 和 SB 的关系，验证得到的结论

AB=SB= 正常，提示正常

AB=SB ＜ 正常，提示代谢性酸中毒

AB=SB ＞ 正常，提示代谢性碱中毒

AB ＞ SB，提示呼吸性酸中毒

AB ＜ SB，提示呼吸性碱中毒

第五章 围手术期患者容量管理

第一节 成年人与小儿手术麻醉前禁食管理

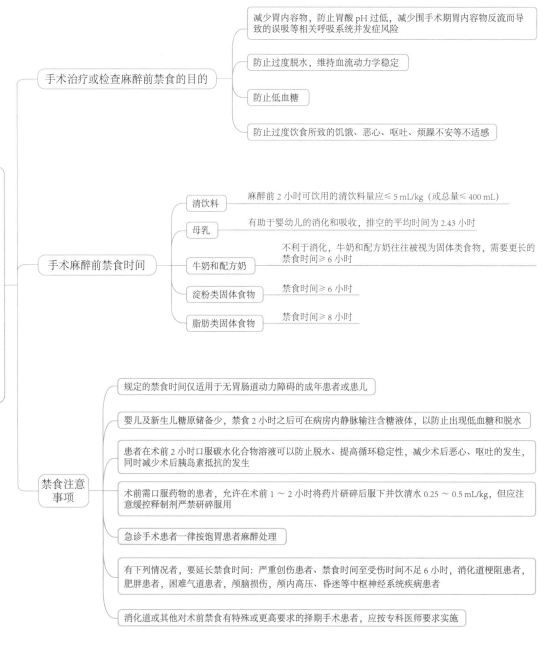

成年人与小儿手术麻醉前禁食管理

- 手术治疗或检查麻醉前禁食的目的
  - 减少胃内容物，防止胃酸 pH 过低，减少围手术期胃内容物反流而导致的误吸等相关呼吸系统并发症风险
  - 防止过度脱水，维持血流动力学稳定
  - 防止低血糖
  - 防止过度饮食所致的饥饿、恶心、呕吐、烦躁不安等不适感

- 手术麻醉前禁食时间
  - 清饮料：麻醉前 2 小时可饮用的清饮料量应 ≤ 5 mL/kg（或总量 ≤ 400 mL）
  - 母乳：有助于婴幼儿的消化和吸收，排空的平均时间为 2.43 小时
  - 牛奶和配方奶：不利于消化，牛奶和配方奶往往被视为固体类食物，需要更长的禁食时间 ≥ 6 小时
  - 淀粉类固体食物：禁食时间 ≥ 6 小时
  - 脂肪类固体食物：禁食时间 ≥ 8 小时

- 禁食注意事项
  - 规定的禁食时间仅适用于无胃肠道动力障碍的成年患者或患儿
  - 婴儿及新生儿糖原储备少，禁食 2 小时之后可在病房内静脉输注含糖液体，以防止出现低血糖和脱水
  - 患者在术前 2 小时口服碳水化合物溶液可以防止脱水、提高循环稳定性，减少术后恶心、呕吐的发生，同时减少术后胰岛素抵抗的发生
  - 术前需口服药物的患者，允许在术前 1 ~ 2 小时将药片研碎后服下并饮清水 0.25 ~ 0.5 mL/kg，但应注意缓控释制剂严禁研碎服用
  - 急诊手术患者一律按饱胃患者麻醉处理
  - 有下列情况者，要延长禁食时间：严重创伤患者、禁食时间至受伤时间不足 6 小时，消化道梗阻患者，肥胖患者，困难气道患者，颅脑损伤，颅内高压，昏迷等中枢神经系统疾病患者
  - 消化道或其他对术前禁食有特殊或更高要求的择期手术患者，应按专科医师要求实施

第二节　围手术期目标导向液体治疗

实施方案
- 液体冲击法
- 容量反应法

液体种类的选择
- 胶体液 — 羟乙基淀粉（人工胶体）
  - 优点：扩容效果可靠、持久，降低血液黏滞度，改善微循环
  - 缺点：对凝血系统的不良反应
- 联合应用晶体液与胶体液，必要时使用血液制品

检测方法及评价指标

功能性血流动力学参数监测

肺动脉导管　即 Swan-Ganz 气囊漂浮导管，可经外周或中心静脉插入心脏右心系统和肺动脉，进行心脏和肺血管压力及 CO 等多项参数的测定

脉搏指数连续心排血量
- 是一项脉搏波形轮廓连续心排出量与经肺温度稀释心排血量联合应用技术
- 测量结果的准确性受患者心律失常、主动脉瓣病变及动脉疾病等影响，故限制其在心胸手术中的应用

经食管超声心动图
- 测定降主动脉单位时间的血流量即心排血量
- 尤其适用于全身麻醉或镇静患者

Flo Trac/Vigileo 监测
- 基于收缩期动脉压波形分析的心排出量系统，只需普通动脉穿刺
- 测出的 SVV 值存在一定的局限性
  - SVV 只能用于没有自主呼吸的机械通气患者
  - 不同潮气量的设定对 SVV 的影响很敏感，可以作为对容量控制的预测器
  - SVV 需要规律的心率
  - SVV 对慢性阻塞性肺疾病患者的影响目前还没有一定的预见性

混合静脉血氧饱和度
- 能很好反映组织氧合和组织灌溉情况
- 可能出现出血、空气栓塞、心律失常、肺动脉破裂等并发症

中心静脉血氧饱和度
- 能快速反映危重患者全身氧的供需平衡的瞬时变化，能早期发现组织缺氧，且优于其他传统的血流动力学参数
- 用 $ScvO_2$ 指导 GDFT，可提高严重脓毒症或脓毒性休克患者的存活率

乳酸
- 是无氧酵解的特异性产物，也是危重病患者代谢监测的重要指标
- 乳酸浓度增加常与组织低灌注、氧供不足及肝脏乳酸清除率下降有关

第六章 术后疼痛管理

第一节 术后疼痛的概念及对机体的不良影响

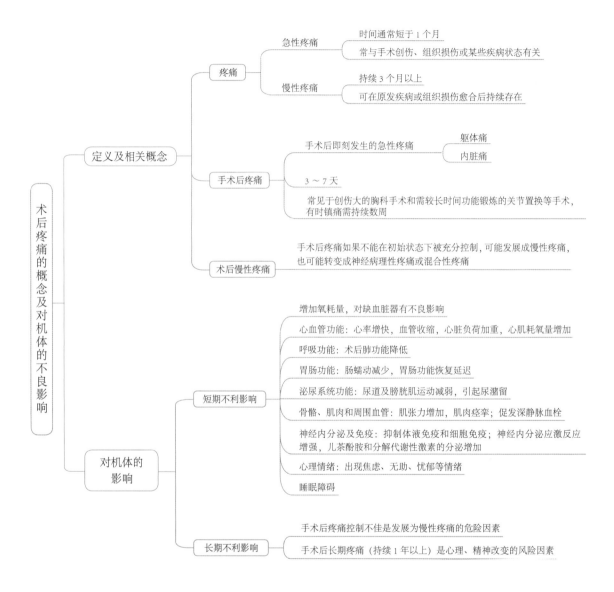

第二节　疼痛评估

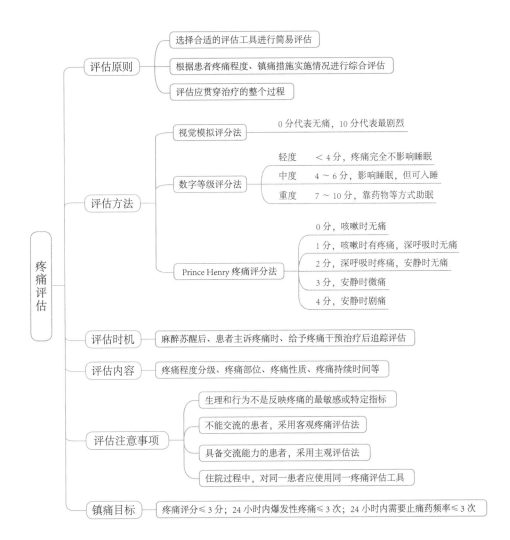

第三节 术后镇痛的原则与方法

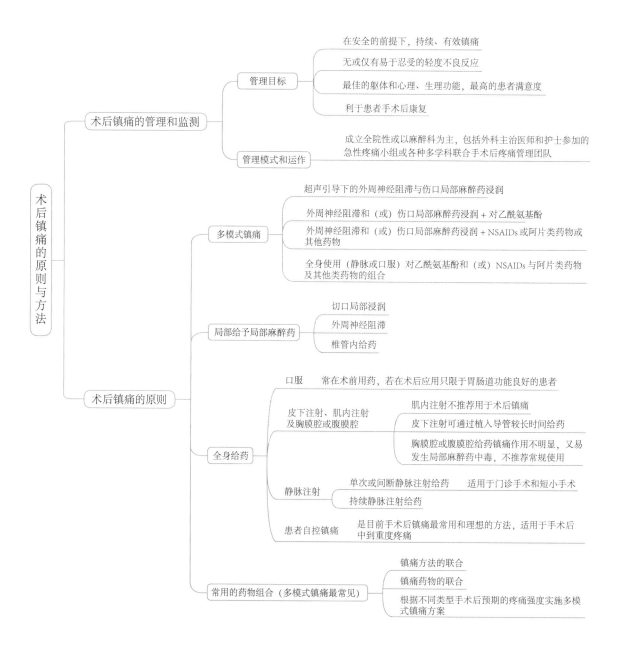

术后镇痛的原则与方法

- 术后镇痛的管理和监测
  - 管理目标
    - 在安全的前提下，持续、有效镇痛
    - 无或仅有易于忍受的轻度不良反应
    - 最佳的躯体和心理、生理功能，最高的患者满意度
    - 利于患者手术后康复
  - 管理模式和运作
    - 成立全院性或以麻醉科为主，包括外科主治医师和护士参加的急性疼痛小组或各种多学科联合手术后疼痛管理团队
- 术后镇痛的原则
  - 多模式镇痛
    - 超声引导下的外周神经阻滞与伤口局部麻醉药浸润
    - 外周神经阻滞和（或）伤口局部麻醉药浸润 + 对乙酰氨基酚
    - 外周神经阻滞和（或）伤口局部麻醉药浸润 + NSAIDs 或阿片类药物或其他药物
    - 全身使用（静脉或口服）对乙酰氨基酚和（或）NSAIDs 与阿片类药物及其他类药物的组合
  - 局部给予局部麻醉药
    - 切口局部浸润
    - 外周神经阻滞
    - 椎管内给药
  - 全身给药
    - 口服 常在术前用药，若在术后应用只限于胃肠道功能良好的患者
    - 皮下注射、肌内注射及胸膜腔或腹膜腔
      - 肌内注射不推荐用于术后镇痛
      - 皮下注射可通过植入导管较长时间给药
      - 胸膜腔或腹膜腔给药镇痛作用不明显，又易发生局部麻醉药中毒，不推荐常规使用
    - 静脉注射
      - 单次或间断静脉注射给药 适用于门诊手术和短小手术
      - 持续静脉注射给药
    - 患者自控镇痛 是目前手术后镇痛最常用和理想的方法，适用于手术后中到重度疼痛
  - 常用的药物组合（多模式镇痛最常见）
    - 镇痛方法的联合
    - 镇痛药物的联合
    - 根据不同类型手术后预期的疼痛强度实施多模式镇痛方案

第七章 护理专科应急预案

第一节 麻醉机故障

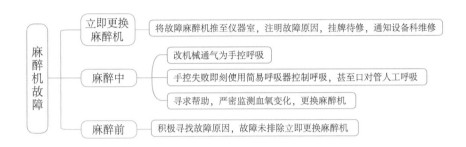

第二节 监护仪故障

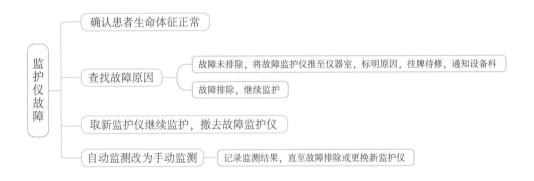

第三节 除颤仪故障

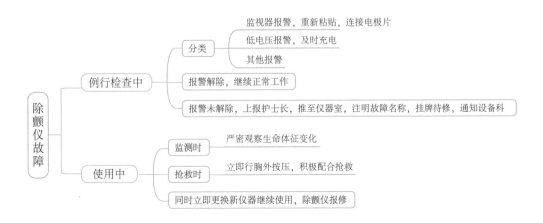

第四节　中心负压吸引器故障

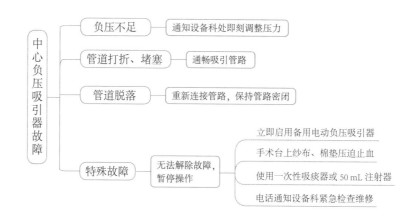

中心负压吸引器故障
- 负压不足 —— 通知设备科处即刻调整压力
- 管道打折、堵塞 —— 通畅吸引管路
- 管道脱落 —— 重新连接管路，保持管路密闭
- 特殊故障 —— 无法解除故障，暂停操作
  - 立即启用备用电动负压吸引器
  - 手术台上纱布、棉垫压迫止血
  - 使用一次性吸痰器或 50 mL 注射器
  - 电话通知设备科紧急检查维修

第五节　麻醉精神药品丢失应急预案

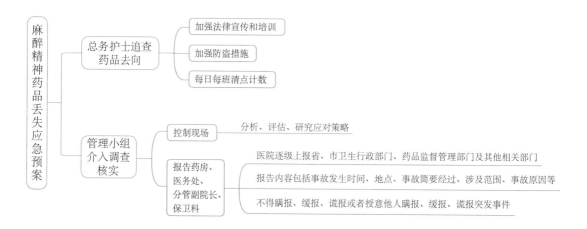

麻醉精神药品丢失应急预案
- 总务护士追查药品去向
  - 加强法律宣传和培训
  - 加强防盗措施
  - 每日每班清点计数
- 管理小组介入调查核实
  - 控制现场 —— 分析、评估、研究应对策略
  - 报告药房、医务处、分管副院长、保卫科
    - 医院逐级上报省、市卫生行政部门、药品监督管理部门及其他相关部门
    - 报告内容包括事故发生时间、地点、事故简要经过、涉及范围、事故原因等
    - 不得瞒报、缓报、谎报或者授意他人瞒报、缓报、谎报突发事件

第六节　输血反应应急预案

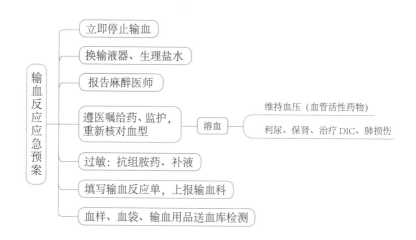

输血反应应急预案
- 立即停止输血
- 换输液器、生理盐水
- 报告麻醉医师
- 遵医嘱给药、监护，重新核对血型 —— 溶血
  - 维持血压（血管活性药物）
  - 利尿、保肾、治疗 DIC、肺损伤
- 过敏：抗组胺药、补液
- 填写输血反应单，上报输血科
- 血样、血袋、输血用品送血库检测

第七节　输液反应应急预案

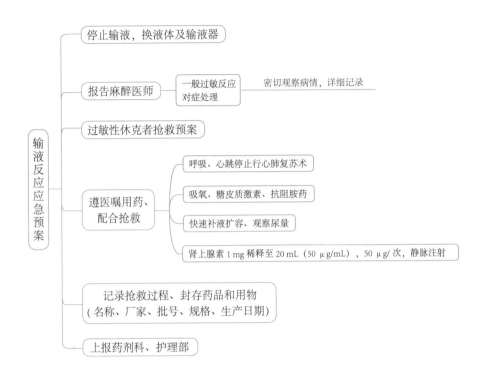

第八节　药物外渗

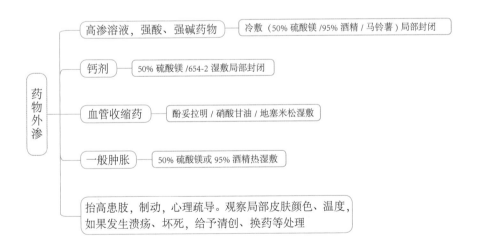

第九节　躁动应急预案

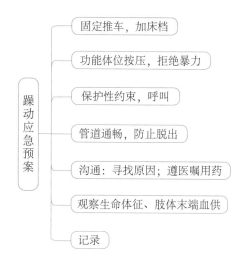

躁动应急预案
- 固定推车，加床档
- 功能体位按压，拒绝暴力
- 保护性约束，呼叫
- 管道通畅，防止脱出
- 沟通：寻找原因；遵医嘱用药
- 观察生命体征、肢体末端血供
- 记录

第十节　坠床应急预案

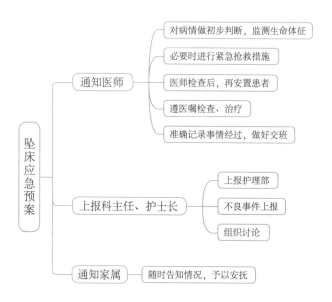

坠床应急预案
- 通知医师
  - 对病情做初步判断，监测生命体征
  - 必要时进行紧急抢救措施
  - 医师检查后，再安置患者
  - 遵医嘱检查、治疗
  - 准确记录事情经过，做好交班
- 上报科主任、护士长
  - 上报护理部
  - 不良事件上报
  - 组织讨论
- 通知家属
  - 随时告知情况，予以安抚

第十一节 误吸应急预案

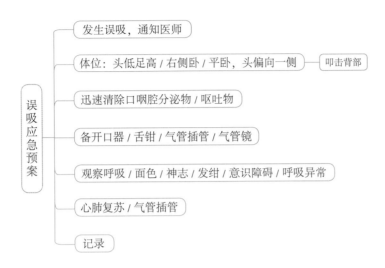

第十二节 气道痉挛应急预案

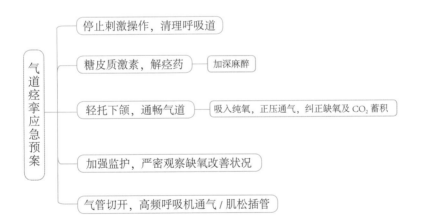

第十三节　舌后坠应急预案

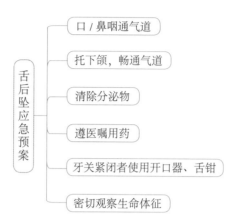

舌后坠应急预案
- 口/鼻咽通气道
- 托下颌，畅通气道
- 清除分泌物
- 遵医嘱用药
- 牙关紧闭者使用开口器、舌钳
- 密切观察生命体征

第十四节　寒战应急预案

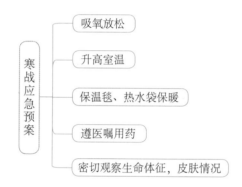

寒战应急预案
- 吸氧放松
- 升高室温
- 保温毯、热水袋保暖
- 遵医嘱用药
- 密切观察生命体征，皮肤情况

第十五节　恶心、呕吐应急预案

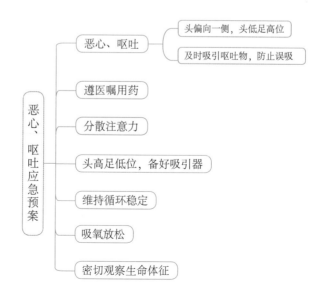

恶心、呕吐应急预案
- 恶心、呕吐
  - 头偏向一侧，头低足高位
  - 及时吸引呕吐物，防止误吸
- 遵医嘱用药
- 分散注意力
- 头高足低位，备好吸引器
- 维持循环稳定
- 吸氧放松
- 密切观察生命体征

第十六节　导管脱落应急预案

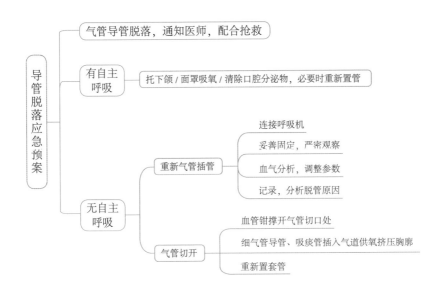

导管脱落应急预案
- 气管导管脱落，通知医师，配合抢救
- 有自主呼吸
  - 托下颌／面罩吸氧／清除口腔分泌物，必要时重新置管
- 无自主呼吸
  - 重新气管插管
    - 连接呼吸机
    - 妥善固定，严密观察
    - 血气分析，调整参数
    - 记录，分析脱管原因
  - 气管切开
    - 血管钳撑开气管切口处
    - 细气管导管、吸痰管插入气道供氧挤压胸廓
    - 重新置套管

第十七节　患者转运应急预案

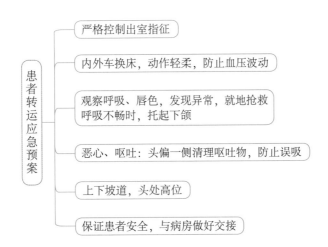

患者转运应急预案
- 严格控制出室指征
- 内外车换床，动作轻柔，防止血压波动
- 观察呼吸、唇色，发现异常，就地抢救 呼吸不畅时，托起下颌
- 恶心、呕吐：头偏一侧清理呕吐物，防止误吸
- 上下坡道，头处高位
- 保证患者安全，与病房做好交接

第八章 专科操作护理常规

第一节 人工气道护理常规

人工气道护理常规

气管插管

- 气管插管成功后立即听诊双侧呼吸音，妥善固定并记录插管深度
- 随时检查并班班交接插管的深度
- 病情允许情况下，常规给予半卧位，床头抬高 30°～45°，头稍后仰
- 经口气管插管选用合适牙垫，固定插管的胶布每日更换
- 采用 0.05% 氯己定行口腔护理，至少 1 次 /6 小时，经口插管者可用 3% 过氧化氢和清水做口腔冲洗
- 床旁备吸痰盘，按需吸痰，注意气管、口腔吸痰要彻底
- 清理气囊上方的分泌物至少每天 1 次
- 加强翻身、叩背，促使痰液排出
- 拔管后密切观察患者呼吸和 SpO_2 变化，注意有无喉痉挛、喉头水肿等并发症的发生
- 加强基础、生活护理和心理护理

气管切开

- 病情允许，患者取半卧位
- 妥善固定，固定带应打死结，松紧以 1 指为宜
- 切口周围纱布每 4 小时更换 1 次，保持清洁、干燥
- 床旁备吸痰盘，按需吸痰，注意气管、口腔吸痰要彻底
- 采用 0.05% 氯己定行口腔护理，至少 1 次 /6 小时
- 清理气囊上方的分泌物至少每天 1 次
- 加强翻身、叩背，促使痰液排出
- 密切观察患者有无气管切口并发症，如出血、皮下气肿、气胸及感染等
- 根据病情，鼓励患者进食
- 加强基础、生活护理和心理护理
- 应用金属气管套管者，套管口处覆盖 1～2 层潮湿纱布，每 4 小时取出内套管清洗煮沸消毒 30 分钟
- 对于应用一次性气管套管的自主呼吸患者，宜采用人工鼻湿化法
- 拔管前应尝试堵管 24 小时，期间密切观察患者呼吸和 SpO_2
- 拔管后注意窦道分泌物的清除，经常更换纱布至窦道愈合

第二节 机械通气护理常规

机械通气护理常规

- **呼吸机准备**
  - 接到通知后，根据患者年龄、病情选择相应呼吸机，并安装管路与模拟肺
  - 接通电源、气源后试机，进行气密性及参数检查

- **呼吸机连接**
  - 呼吸机回路与人工气道紧密连接，无漏气
  - 观察并记录麻醉师设定的模式与参数
  - 持续监测呼吸频率、SpO_2、PCO_2 等指标
  - 设定并开启呼吸机湿化器，湿化器内按要求装入蒸馏水，温度为 35 ～ 37 ℃

- **呼吸机使用期间护理**
  - 观察呼吸机运转情况，及时排除故障
  - 观察模式与参数，根据血气和病情，遵医嘱及时调整参数
  - 记录参数，发现报警及时处理
  - 密切观察生命体征，必要时行血气分析
  - 遵医嘱使用镇静药物
  - 按人工气道常规护理
  - 及时添加呼吸机湿化器内的湿化水
  - 呼吸机表面每日用 95% 酒精纱布擦拭，过滤网每天清洗
  - 长期使用呼吸机患者的呼吸回路每周更换 1 次

- **呼吸机使用后护理**
  - 根据病情继续吸氧，观察自主呼吸情况，持续监测 SpO_2，必要时行血气分析
  - 呼吸机行终末消毒，用含氯消毒液擦拭呼吸机外壳，用 75% 酒精擦拭显示屏
  - 监测 $PetCO_2$ 的传感探头用 75% 酒精浸泡消毒后，晾干备用
  - 重复使用的呼吸回路用 2000 mg/L 的三氯消毒液浸泡消毒 30 分钟后用流动水冲洗、晾干，经环氧乙烷熏蒸灭菌后备用
  - 特殊感染的患者呼吸回路按一次性医疗废物毁形处理

第三节　镇静护理常规

镇静护理常规

- 对于烦躁、谵妄、使用呼吸机等的患者，分析原因并遵医嘱使用镇静药物
- 适当约束，观察肢体血运状况
- 根据患者的反应及配合程度，遵医嘱调整用量，对于因疼痛导致烦躁的患者，应先给予镇痛药物
- 评估镇静药物使用效果，遵医嘱做好镇静评分与记录
- 维持镇静状态的患者，宜每日暂停镇静药以行"唤醒试验"，以评估患者意识状态，唤醒期间注意加强安全护理
- 丙泊酚为脂溶性药物，宜采用中心静脉给药，长期使用注意监测肝功能
- 保持环境安静舒适，避免强光、噪声等不良刺激
- 加强被动训练，按特护要求落实基础、生活护理
- 按 ICU 日常护理常规实施监护并记录
- 观察镇静药物不良反应：低血压、呼吸抑制、舌后坠、恶心、呕吐等

第四节　动脉置管护理常规

动脉置管护理常规

- 用于有创血压监测及动脉血气标本留取，首选桡动脉
- 配合医师完成置管，妥善固定，必要时使用约束带适当约束，以防管路脱出
- 每日更换穿刺处敷料，观察穿刺处有无感染及远端肢体血运情况
- 有创血压监测时，应先校对零点，保持导管在位通畅
- 配置肝素稀释液定时冲洗导管系统，抽取血气分析标本后也应冲洗，以免血栓形成、堵塞
- 禁止向动脉内注射去甲肾上腺素等血管活性药物，防止引起动脉痉挛、肢体坏死
- 置管时间一般为 48 ～ 72 小时，不宜超过 1 周，一旦病情平稳即应及时拔管，拔管后应做好加压包扎
- 各连接管连接牢固，严防出血和空气栓塞

第五节 CVC置管护理常规

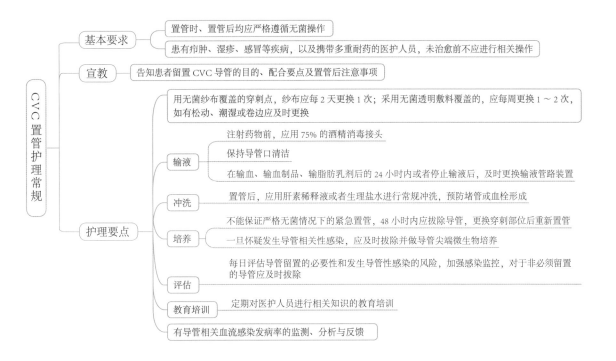

CVC置管护理常规

- 基本要求
  - 置管时、置管后均应严格遵循无菌操作
  - 患有疖肿、湿疹、感冒等疾病，以及携带多重耐药的医护人员，未治愈前不应进行相关操作
- 宣教
  - 告知患者留置CVC导管的目的、配合要点及置管后注意事项
- 护理要点
  - 用无菌纱布覆盖的穿刺点，纱布应每2天更换1次；采用无菌透明敷料覆盖的，应每周更换1～2次，如有松动、潮湿或卷边应及时更换
  - 输液
    - 注射药物前，应用75%的酒精消毒接头
    - 保持导管口清洁
    - 在输血、输血制品、输脂肪乳剂后的24小时内或者停止输液后，及时更换输液管路装置
  - 冲洗
    - 置管后，应用肝素稀释液或者生理盐水进行常规冲洗，预防堵管或血栓形成
  - 培养
    - 不能保证严格无菌情况下的紧急置管，48小时内应拔除导管，更换穿刺部位后重新置管
    - 一旦怀疑发生导管相关性感染，应及时拔除并做导管尖端微生物培养
  - 评估
    - 每日评估导管留置的必要性和发生导管性感染的风险，加强感染监控，对于非必须留置的导管应及时拔除
  - 教育培训
    - 定期对医护人员进行相关知识的教育培训
  - 有导管相关血流感染发病率的监测、分析与反馈

第六节 PICC置管护理常规

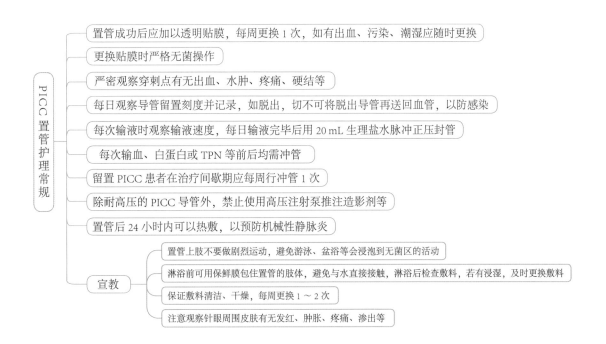

PICC置管护理常规

- 置管成功后应加以透明贴膜，每周更换1次，如有出血、污染、潮湿应随时更换
- 更换贴膜时严格无菌操作
- 严密观察穿刺点有无出血、水肿、疼痛、硬结等
- 每日观察导管留置刻度并记录，如脱出，切不可将脱出导管再送回血管，以防感染
- 每次输液时观察输液速度，每日输液完毕后用20 mL生理盐水脉冲正压封管
- 每次输血、白蛋白或TPN等前后均需冲管
- 留置PICC患者在治疗间歇期应每周行冲管1次
- 除耐高压的PICC导管外，禁止使用高压注射泵推注造影剂等
- 置管后24小时内可以热敷，以预防机械性静脉炎
- 宣教
  - 置管上肢不要做剧烈运动，避免游泳、盆浴等会浸泡到无菌区的活动
  - 淋浴前可用保鲜膜包住置管的肢体，避免与水直接接触，淋浴后检查敷料，若有浸湿，及时更换敷料
  - 保证敷料清洁、干燥，每周更换1～2次
  - 注意观察针眼周围皮肤有无发红、肿胀、疼痛、渗出等

第七节　肠内营养护理常规

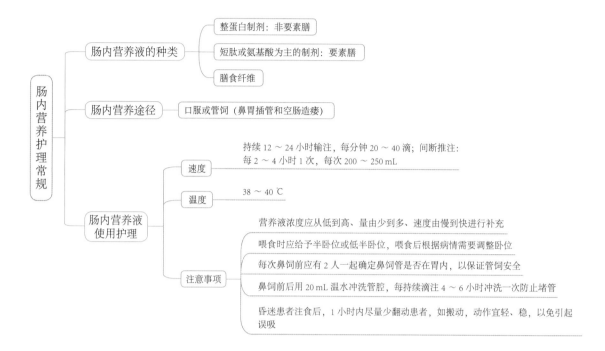

第八节　肠外营养护理常规

- 肠外营养护理常规
  - TNA 营养液的组成 ── 葡萄糖、氨基酸、脂肪乳剂、维生素、微量元素、胰岛素
  - TNA 营养液的配置
    - 电解质、胰岛素加入 25% GS 或糖盐水中，25% 硫酸镁加入另一瓶糖水中
    - 安达美加入氨基酸中
    - 水乐维他、脂溶性维生素加入脂肪乳剂中
    - 混合顺序：按上述三步顺序，边加边揉边混匀，2 人核对后再弃去空安瓿
  - TNA 营养液配置注意事项
    - 应在流层操作台中配置，无条件者在相对独立、清洁的房间中并进行消毒，避免人员出入或来回走动
    - 不可将电解质溶液直接加入脂肪乳剂中，钙剂与硫酸镁也分开加入
    - 控制一价阳离子浓度，因浓度过高可中和脂肪颗粒上磷脂的负电荷，导致水油分层
    - 加入 3 L 大袋内的溶液最终浓度在 10% ~ 20%，有利于溶液的稳定性
    - 现配现用，不可放入冰箱冷冻，如暂缓使用应保存在冷藏室中，最多不可超过 24 小时
    - 静脉营养液中不应加入其他药物，除非已试验证实或报道
  - TNA 营养液的输入途径 ── CVC 或 PICC
  - TNA 营养液的使用护理
    - 控制滴速，TNA 应小于 60 滴 / 分钟，脂肪乳剂单独使用应控制在 40 滴 / 分钟以下
    - 轻揉大袋 1 次 / 小时以混匀营养液，减少水油分层及大袋对电解质与胰岛素的吸附
    - 营养液与静脉导管衔接紧密，防止脱落
    - 在营养液使用过程中，应用 20 mL 生理盐水每班冲洗导管 1 次，防止导管阻塞
    - 密切观察体温、脉搏、呼吸的变化，有些患者可出现恶心、呕吐，应及时报告医生并进行处理
    - 密切观察血糖与尿糖的变化，为胰岛素的使用提供依据
    - 密切观察肝肾功能、电解质及血气，为及时调整成分与含量提供依据，确保患者安全
    - 做好营养状况评定，及时由肠外营养转为肠内营养

第九节 牵引护理常规

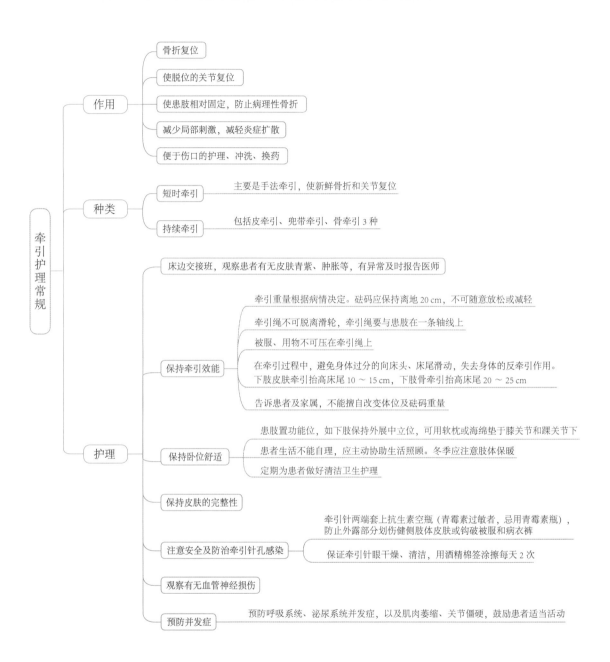

牵引护理常规

作用
- 骨折复位
- 使脱位的关节复位
- 使患肢相对固定，防止病理性骨折
- 减少局部刺激，减轻炎症扩散
- 便于伤口的护理、冲洗、换药

种类
- 短时牵引　主要是手法牵引，使新鲜骨折和关节复位
- 持续牵引　包括皮牵引、兜带牵引、骨牵引 3 种

护理
- 床边交接班，观察患者有无皮肤青紫、肿胀等，有异常及时报告医师
- 保持牵引效能
  - 牵引重量根据病情决定。砝码应保持离地 20 cm，不可随意放松或减轻
  - 牵引绳不可脱离滑轮，牵引绳要与患肢在一条轴线上
  - 被服、用物不可压在牵引绳上
  - 在牵引过程中，避免身体过分的向床头、床尾滑动，失去身体的反牵引作用。下肢皮肤牵引抬高床尾 10 ~ 15 cm，下肢骨牵引抬高床尾 20 ~ 25 cm
  - 告诉患者及家属，不能擅自改变体位及砝码重量
- 保持卧位舒适
  - 患肢置功能位，如下肢保持外展中立位，可用软枕或海绵垫于膝关节和踝关节下
  - 患者生活不能自理，应主动协助生活照顾。冬季应注意肢体保暖
  - 定期为患者做好清洁卫生护理
- 保持皮肤的完整性
- 注意安全及防治牵引针孔感染
  - 牵引针两端套上抗生素空瓶（青霉素过敏者，忌用青霉素瓶），防止外露部分划伤健侧肢体皮肤或钩破被服和病衣裤
  - 保证牵引针眼干燥、清洁，用酒精棉签涂擦每天 2 次
- 观察有无血管神经损伤
- 预防并发症　预防呼吸系统、泌尿系统并发症，以及肌肉萎缩、关节僵硬，鼓励患者适当活动

第十节　石膏护理常规

石膏护理常规

一般护理

- **新上石膏**：做好床旁交接，观察肢端皮肤颜色、温度、有无肿胀、感觉及活动情况
- **石膏未干前**：
  - 烤灯烘烤促进石膏干固，灯距一般为 30 ~ 50 cm
  - 搬运患者时，需要手掌平托，垫平整，以防石膏变形、压迫或折断
- **体位**：患肢用软枕抬高约 20 cm，预防肿胀
- **出血观察**：
  - 石膏内出血，可渗透到石膏表面或沿石膏内壁流到外面，污染床单
  - 石膏内出血情况：可在石膏表面沿着血迹边界用铅笔做标记，并注明时间，若发现血迹边界不断扩大，应及时报告医师

并发症护理

循环障碍和神经受损

- **症状**：
  - 早期表现为患肢疼痛，皮肤苍白，动脉搏动减弱或消失，麻痹
  - 晚期表现为缺血性肌挛缩和筋膜间隙综合征
- **护理措施**：
  - 石膏固定后要用温水将肢端石膏粉轻轻擦去，以便观察
  - 抬高患肢，上臂高于心脏，下肢高于臀部，可预防和减轻水肿
  - 早期被动活动、按摩帮助消肿，鼓励患者进行未固定的关节活动及石膏内肌肉收缩运动
  - 每天评估肢体末端，观察是否有肿胀、麻木、刺痛、烧灼或冰冷等现象

压疮、组织坏死和疼痛发炎

- **症状**：局部持续性疼痛，石膏边缘有红肿、擦伤，石膏内有腐臭气味，肢体邻近淋巴结压痛等
- **护理措施**：
  - 教育患者石膏干固后不能在石膏和皮肤之间放置任何物品，以免造成局部受压
  - 石膏未干燥前避免指尖压凹石膏，注意患者翻身及活动时的安全，避免患肢受压迫，若需移动患肢，则用手掌或软枕扶持患肢
  - 修整粗糙的石膏边缘或撑开皮肤压迫过紧处石膏上端边缘
  - 定时指导帮助患者更换体位，日间 1 次 /2 小时；夜间 1 次/4 小时；下肢人字形石膏干固后即要帮助患者翻身，每天 2 次，床单位保持清洁、干燥、平整
  - 石膏内部皮肤发痒时避免用手去抓或插进软纸、其他物品来缓解石膏引起的不适

石膏综合征

- **症状**：石膏背心固定的患者，进食后，胃扩张易发生腹胀、腹痛、呕吐。呕吐物为胃内容物，一般无胆汁
- **护理措施**：
  - 石膏包扎时，胸腹部不宜过紧，应在上腹部开一石膏窗或留出一定的空间
  - 嘱患者不要进食过饱，食用易消化食物，少量多餐
  - 若发生恶心、呕吐、腹胀、腹痛、面色苍白、出冷汗、血压下降等症状，应立即剖开石膏，给予胃肠减压和补液治疗

第十一节　昏迷护理常规

昏迷护理常规
- 密切观察患者生命体征，有无脑膜刺激征及抽搐等。若有异常及时通知医师
- 确保呼吸道通畅，患者取平卧位，以免发生窒息
- 对尿失禁患者勤换尿布，会阴部及时擦洗干净。长期尿潴留或尿失禁患者应留置导尿管，记录尿量、尿色。意识清醒后及时撤掉导尿管并诱导患者及时排尿
- 昏迷患者保持大便通畅，以防患者排便用力时导致颅内压增高。大便失禁时随时做好肛门及会阴部清洁，并保持床铺干净、平整
- 预防呼吸道感染，清洁口腔每天 2～4 次，口腔溃疡可涂溃疡膏或锡类散
- 按需吸痰，吸痰时严格执行无菌操作，每次气管吸痰不超过 15 秒
- 昏迷患者易出现坠积性肺炎，发现异常及时与医师联系或采取相应措施
- 保持皮肤清洁，预防压疮发生
- 应注意防止营养不良，保证每天热量供应，做好鼻饲护理

第十二节　癫痫护理常规

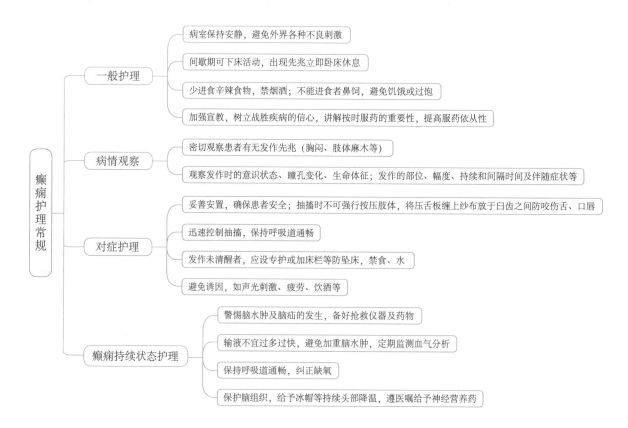

癫痫护理常规
- 一般护理
  - 病室保持安静，避免外界各种不良刺激
  - 间歇期可下床活动，出现先兆立即卧床休息
  - 少进食辛辣食物，禁烟酒；不能进食者鼻饲，避免饥饿或过饱
  - 加强宣教，树立战胜疾病的信心，讲解按时服药的重要性，提高服药依从性
- 病情观察
  - 密切观察患者有无发作先兆（胸闷、肢体麻木等）
  - 观察发作时的意识状态、瞳孔变化、生命体征；发作的部位、幅度、持续和间隔时间及伴随症状等
- 对症护理
  - 妥善安置，确保患者安全；抽搐时不可强行按压肢体，将压舌板缠上纱布放于臼齿之间防咬伤舌、口唇
  - 迅速控制抽搐，保持呼吸道通畅
  - 发作未清醒者，应设专护或加床栏等防坠床，禁食、水
  - 避免诱因，如声光刺激、疲劳、饮酒等
- 癫痫持续状态护理
  - 警惕脑水肿及脑疝的发生，备好抢救仪器及药物
  - 输液不宜过多过快，避免加重脑水肿，定期监测血气分析
  - 保持呼吸道通畅，纠正缺氧
  - 保护脑组织，给予冰帽等持续头部降温，遵医嘱给予神经营养药

第十三节　高热护理常规

高热护理常规
- 了解患者的年龄、全身状态等，评估发热的原因
- 体温升高，根据医嘱给予物理降温或化学降温
- 保持患者清洁舒适，及时擦干汗液，更换衣被以防着凉
- 加强口腔护理，有疱疹者可用抗生素或抗病毒软膏
- 密切观察病情变化，高热患者每 4 小时测 1 次体温

第十四节　恒温床护理常规

恒温床护理常规
- 恒温床主要用于异常体温（高热或体温过低）的治疗
- 将恒温毯平铺于床单下，向主机水箱内注入纯净水至浮标浮起至标准刻度线
- 开机，根据患者体温设定恒温床温度
- 保持恒温毯与主机之间的连接管道无打折
- 使用恒温床降温时，注意配合其他降温措施，如冰袋、温水擦浴、药物降温等
- 严密观察恒温床使用效果，定时复测体温
- 加强皮肤护理，保持床单位平整、干燥
- 对于长期使用的恒温床，注意及时加水补充至标准水位，及时处理报警
- 恒温床使用完毕，要注意排尽恒温毯和主机水箱内的残留水，擦拭干净后备用

第十五节 引流管护理常规

一般护理
- 保持引流管在位通畅，妥善固定，防止导管受压、脱落，保持足够负压，使其在功能状态
- 观察并记录引流液的颜色、性质及量
- 严格无菌操作，保持引流装置低于置管水平
- 开放式引流装置每周更换 2 次，密闭式引流装置由医师更换或在其指导下更换

管路脱出预防
- 妥善固定，实施各种操作前确认管路情况，确保管路安全
- 烦躁及意识障碍患者，实行保护性约束，遵医嘱给予镇静或镇痛药物
- 严格执行交接班制度，查看管路是否在位、有无渗血及脱出等
- 加强巡视，注意观察各管道的固定及通畅情况
- 对神志清楚的患者，加强宣教，取得配合

胃管护理
- 加强口腔护理，预防口腔感染
- 胃管堵塞的处理：用 20 mL 生理盐水低压冲洗，直至通畅
- 注意观察有无异常
  - 正常胃液分泌 800 ～ 2500 mL/d，无色透明
  - 若胃液过少或没有，检查胃管及引流装置，提示可能不在功能状态
- 拔管指征：胃肠功能恢复，肛门排气

尿管护理
- 观察尿量，及时察觉尿量异常情况；在转运过程中，导尿管要防止反流
- 在病情允许的情况下，尽早夹管训练，锻炼膀胱收缩功能
- 会阴护理每天 2 次
- 膀胱、输尿管、肾脏手术后患者严禁夹管，直肠手术者延期夹管或遵医嘱
- 留置导尿管期间嘱患者多饮水
- 导尿管拔除后观察患者有无尿潴留、残余尿
- 泌尿系统手术患者应根据医嘱行持续膀胱冲洗，以防血块堵塞

胸腔闭式引流管护理
- 保持装置无菌和密封，各衔接口衔接良好
- 水封瓶液面低于胸腔至少 60 cm 左右，定时挤压引流管，防止堵塞、受压、折叠
- 观察并记录引流管的颜色和量，水封瓶水柱是否会随呼吸上下波动
- 搬动或下床活动时，须将引流管夹闭，防止脱落或气体反流
- 若不慎脱出，嘱患者呼气，立即用凡士林纱布及胶布封闭引流管，立即通知医师处理
- 及时添加调节瓶内的水，保持调压管在水面下的长度，维持一定有效的负压吸引
- 拔管指征：术后 48 ～ 72 小时，胸部 X 线检查提示肺扩张满意，无积液、积气

引流管护理常规

第十六节　人工肛门造口护理常规

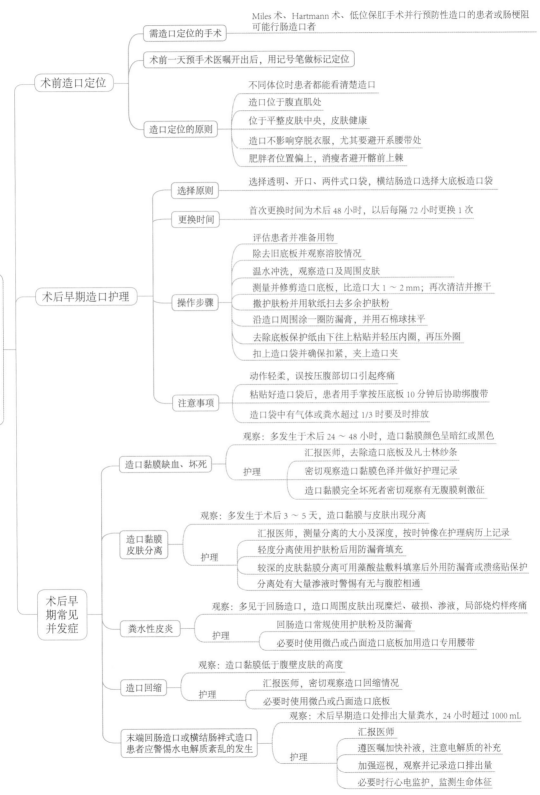

人工肛门造口护理常规

- 术前造口定位
  - 需造口定位的手术 —— Miles 术、Hartmann 术、低位保肛手术并行预防性造口的患者或肠梗阻可能行肠造口者
  - 术前一天预手术医嘱开出后，用记号笔做标记定位
  - 造口定位的原则
    - 不同体位时患者都能看清楚造口
    - 造口位于腹直肌处
    - 位于平整皮肤中央，皮肤健康
    - 造口不影响穿脱衣服，尤其要避开系腰带处
    - 肥胖者位置偏上，消瘦者避开髂前上棘

- 术后早期造口护理
  - 选择原则 —— 选择透明、开口、两件式口袋，横结肠造口选择大底板造口袋
  - 更换时间 —— 首次更换时间为术后 48 小时，以后每隔 72 小时更换 1 次
  - 操作步骤
    - 评估患者并准备用物
    - 除去旧底板并观察溶胶情况
    - 温水冲洗，观察造口及周围皮肤
    - 测量并修剪造口底板，比造口大 1～2 mm；再次清洁并擦干
    - 撒护肤粉并用软纸扫去多余护肤粉
    - 沿造口周围涂一圈防漏膏，并用石棉球抹平
    - 去除底板保护纸由下往上粘贴并轻压内圈，再压外圈
    - 扣上造口袋并确保扣紧，夹上造口夹
  - 注意事项
    - 动作轻柔，误按压腹部切口引起疼痛
    - 粘贴好造口袋后，患者用手掌按压底板 10 分钟后协助绑腹带
    - 造口袋中有气体或粪水超过 1/3 时要及时排放

- 术后早期常见并发症
  - 造口黏膜缺血、坏死
    - 观察：多发生于术后 24～48 小时，造口黏膜颜色呈暗红或黑色
    - 护理
      - 汇报医师，去除造口底板及凡士林纱条
      - 密切观察造口黏膜色泽并做好护理记录
      - 造口黏膜完全坏死者密切观察有无腹膜刺激征
  - 造口黏膜皮肤分离
    - 观察：多发生于术后 3～5 天，造口黏膜与皮肤出现分离
    - 护理
      - 汇报医师，测量分离的大小及深度，按时钟像在护理病历上记录
      - 轻度分离使用护肤粉后用防漏膏填充
      - 较深的皮肤黏膜分离可用藻酸盐敷料填塞后外用防漏膏或溃疡贴保护
      - 分离处有大量渗液时警惕有无与腹腔相通
  - 粪水性皮炎
    - 观察：多见于回肠造口，造口周围皮肤出现糜烂、破损、渗液，局部烧灼样疼痛
    - 护理
      - 回肠造口常规使用护肤粉及防漏膏
      - 必要时使用微凸或凸面造口底板加用造口专用腰带
  - 造口回缩
    - 观察：造口黏膜低于腹壁皮肤的高度
    - 护理
      - 汇报医师，密切观察造口回缩情况
      - 必要时使用微凸或凸面造口底板
  - 末端回肠造口或横结肠袢式造口患者应警惕水电解质紊乱的发生
    - 观察：术后早期造口处排出大量粪水，24 小时超过 1000 mL
    - 护理
      - 汇报医师
      - 遵医嘱加快补液，注意电解质的补充
      - 加强巡视，观察并记录造口排出量
      - 必要时行心电监护，监测生命体征

第九章 重点药物观察处理流程

第一节 血管活性药物

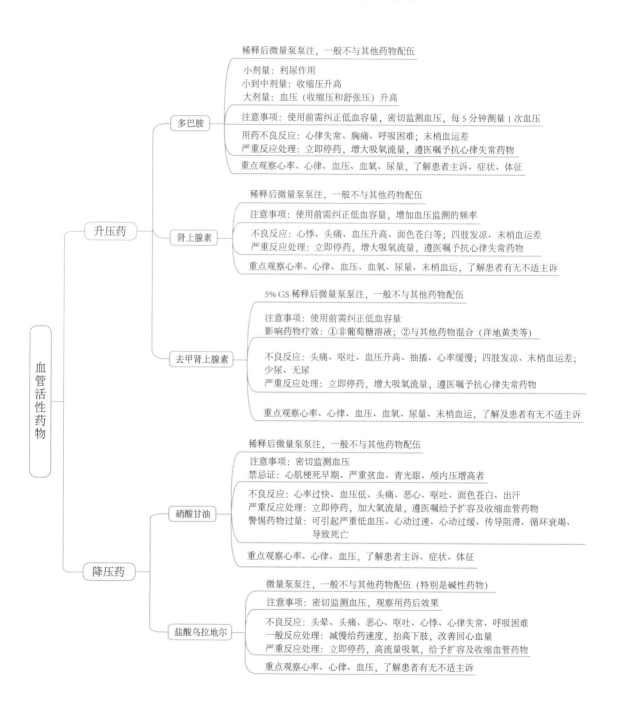

升压药

多巴胺
稀释后微量泵泵注，一般不与其他药物配伍

小剂量：利尿作用
小到中剂量：收缩压升高
大剂量：血压（收缩压和舒张压）升高

注意事项：使用前需纠正低血容量，密切监测血压，每5分钟测量1次血压

用药不良反应：心律失常、胸痛、呼吸困难；末梢血运差
严重反应处理：立即停药，增大吸氧流量，遵医嘱予抗心律失常药物

重点观察心率、心律、血压、血氧、尿量，了解患者主诉、症状、体征

肾上腺素
稀释后微量泵泵注，一般不与其他药物配伍

注意事项：使用前需纠正低血容量，增加血压监测的频率

不良反应：心悸、头痛、血压升高、面色苍白等；四肢发凉、末梢血运差
严重反应处理：立即停药，增大吸氧流量，遵医嘱予抗心律失常药物

重点观察心率、心律、血压、血氧、尿量、末梢血运，了解患者有无不适主诉

去甲肾上腺素
5% GS 稀释后微量泵泵注，一般不与其他药物配伍

注意事项：使用前需纠正低血容量
影响药物疗效：①非葡萄糖溶液；②与其他药物混合（洋地黄类等）

不良反应：头痛、呕吐、血压升高、抽搐、心率缓慢；四肢发凉、末梢血运差；少尿、无尿
严重反应处理：立即停药，增大吸氧流量，遵医嘱予抗心律失常药物

重点观察心率、心律、血压、血氧、尿量、末梢血运，了解及患者有无不适主诉

降压药

硝酸甘油
稀释后微量泵泵注，一般不与其他药物配伍

注意事项：密切监测血压
禁忌证：心肌梗死早期、严重贫血、青光眼、颅内压增高者

不良反应：心率过快、血压低、头痛、恶心、呕吐、面色苍白、出汗
严重反应处理：立即停药，加大氧流量，遵医嘱给予扩容及收缩血管药物
警惕药物过量：可引起严重低血压、心动过速、心动过缓、传导阻滞、循环衰竭、导致死亡

重点观察心率、心律、血压，了解患者主诉、症状、体征

盐酸乌拉地尔
微量泵泵注，一般不与其他药物配伍（特别是碱性药物）

注意事项：密切监测血压，观察用药后效果

不良反应：头晕、头痛、恶心、呕吐、心悸、心律失常、呼吸困难
一般反应处理：减慢给药速度，抬高下肢，改善回心血量
严重反应处理：立即停药，高流量吸氧，给予扩容及收缩血管药物

重点观察心率、心律、血压，了解患者有无不适主诉

第二节　抗心律失常药物

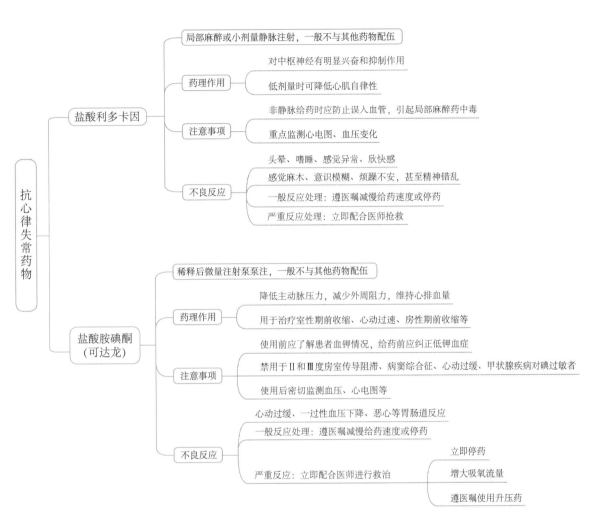

第三节　强心药物

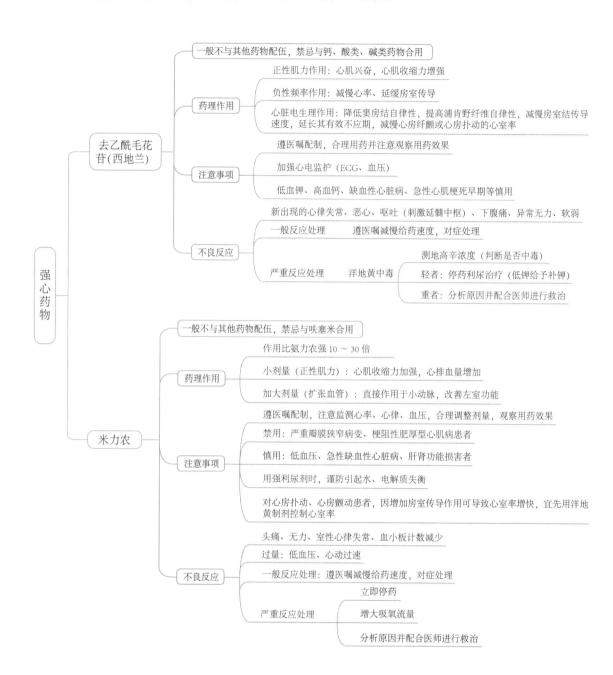

强心药物
- 去乙酰毛花苷(西地兰)
  - 一般不与其他药物配伍，禁忌与钙、酸类、碱类药物合用
  - 药理作用
    - 正性肌力作用：心肌兴奋，心肌收缩力增强
    - 负性频率作用：减慢心率、延缓房室传导
    - 心脏电生理作用：降低窦房结自律性，提高浦肯野纤维自律性，减慢房室结传导速度，延长其有效不应期，减慢心房纤颤或心房扑动的心室率
  - 注意事项
    - 遵医嘱配制，合理用药并注意观察用药效果
    - 加强心电监护（ECG、血压）
    - 低血钾、高血钙、缺血性心脏病、急性心肌梗死早期等慎用
  - 不良反应
    - 新出现的心律失常、恶心、呕吐（刺激延髓中枢）、下腹痛、异常无力、软弱
    - 一般反应处理　遵医嘱减慢给药速度，对症处理
    - 严重反应处理　洋地黄中毒
      - 测地高辛浓度（判断是否中毒）
      - 轻者：停药利尿治疗（低钾给予补钾）
      - 重者：分析原因并配合医师进行救治
- 米力农
  - 一般不与其他药物配伍，禁忌与呋塞米合用
  - 药理作用
    - 作用比氨力农强 10～30 倍
    - 小剂量（正性肌力）：心肌收缩力加强，心排血量增加
    - 加大剂量（扩张血管）：直接作用于小动脉，改善左室功能
  - 注意事项
    - 遵医嘱配制，注意监测心率、心律、血压，合理调整剂量，观察用药效果
    - 禁用：严重瓣膜狭窄病变、梗阻性肥厚型心肌病患者
    - 慎用：低血压、急性缺血性心脏病、肝肾功能损害者
    - 用强利尿剂时，谨防引起水、电解质失衡
    - 对心房扑动、心房颤动患者，因增加房室传导作用可导致心室率增快，宜先用洋地黄制剂控制心室率
  - 不良反应
    - 头痛、无力、室性心律失常、血小板计数减少
    - 过量：低血压、心动过速
    - 一般反应处理：遵医嘱减慢给药速度，对症处理
    - 严重反应处理
      - 立即停药
      - 增大吸氧流量
      - 分析原因并配合医师进行救治

第四节　抗凝药物

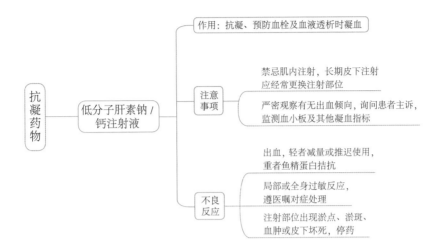

抗凝药物 — 低分子肝素钠/钙注射液

- 作用：抗凝、预防血栓及血液透析时凝血
- 注意事项
  - 禁忌肌内注射，长期皮下注射应经常更换注射部位
  - 严密观察有无出血倾向，询问患者主诉，监测血小板及其他凝血指标
- 不良反应
  - 出血，轻者减量或推迟使用，重者鱼精蛋白拮抗
  - 局部或全身过敏反应，遵医嘱对症处理
  - 注射部位出现淤点、淤斑、血肿或皮下坏死，停药

第五节　降血糖药物

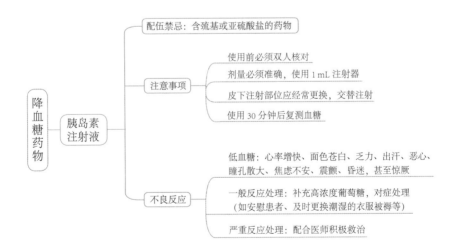

降血糖药物 — 胰岛素注射液

- 配伍禁忌：含巯基或亚硫酸盐的药物
- 注意事项
  - 使用前必须双人核对
  - 剂量必须准确，使用 1 mL 注射器
  - 皮下注射部位应经常更换，交替注射
  - 使用 30 分钟后复测血糖
- 不良反应
  - 低血糖：心率增快、面色苍白、乏力、出汗、恶心、瞳孔散大、焦虑不安、震颤、昏迷，甚至惊厥
  - 一般反应处理：补充高浓度葡萄糖，对症处理（如安慰患者、及时更换潮湿的衣服被褥等）
  - 严重反应处理：配合医师积极救治

第六节 生物制剂

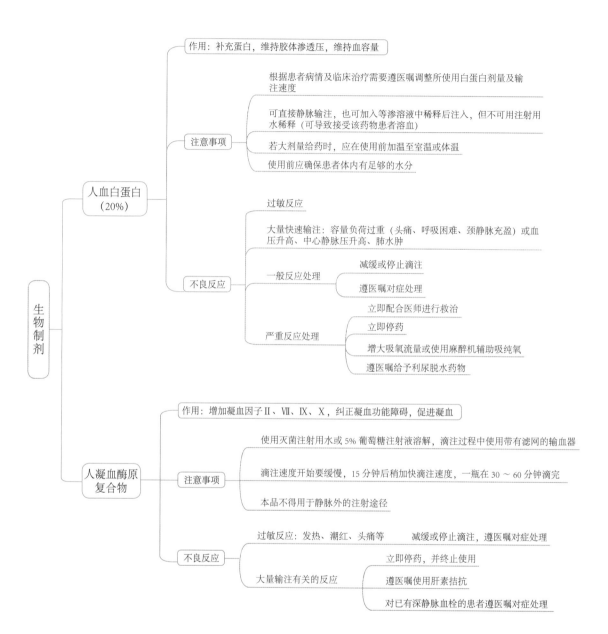

生物制剂

人血白蛋白（20%）

作用：补充蛋白，维持胶体渗透压，维持血容量

注意事项
- 根据患者病情及临床治疗需要遵医嘱调整所使用白蛋白剂量及输注速度
- 可直接静脉输注，也可加入等渗溶液中稀释后注入，但不可用注射用水稀释（可导致接受该药物患者溶血）
- 若大剂量给药时，应在使用前加温至室温或体温
- 使用前应确保患者体内有足够的水分

不良反应
- 过敏反应
- 大量快速输注：容量负荷过重（头痛、呼吸困难、颈静脉充盈）或血压升高、中心静脉压升高、肺水肿
- 一般反应处理
  - 减缓或停止滴注
  - 遵医嘱对症处理
- 严重反应处理
  - 立即配合医师进行救治
  - 立即停药
  - 增大吸氧流量或使用麻醉机辅助吸纯氧
  - 遵医嘱给予利尿脱水药物

人凝血酶原复合物

作用：增加凝血因子Ⅱ、Ⅶ、Ⅸ、Ⅹ，纠正凝血功能障碍，促进凝血

注意事项
- 使用灭菌注射用水或5%葡萄糖注射液溶解，滴注过程中使用带有滤网的输血器
- 滴注速度开始要缓慢，15分钟后稍加快滴注速度，一瓶在30～60分钟滴完
- 本品不得用于静脉外的注射途径

不良反应
- 过敏反应：发热、潮红、头痛等　减缓或停止滴注，遵医嘱对症处理
- 大量输注有关的反应
  - 立即停药，并终止使用
  - 遵医嘱使用肝素拮抗
  - 对已有深静脉血栓的患者遵医嘱对症处理

第七节 脱水剂

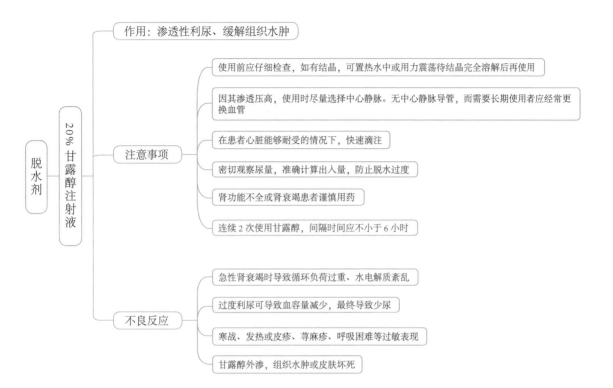

脱水剂 —— 20%甘露醇注射液

- 作用：渗透性利尿、缓解组织水肿

- 注意事项
  - 使用前应仔细检查，如有结晶，可置热水中或用力震荡待结晶完全溶解后再使用
  - 因其渗透压高，使用时尽量选择中心静脉。无中心静脉导管，而需要长期使用者应经常更换血管
  - 在患者心脏能够耐受的情况下，快速滴注
  - 密切观察尿量，准确计算出入量，防止脱水过度
  - 肾功能不全或肾衰竭患者谨慎用药
  - 连续 2 次使用甘露醇，间隔时间应不小于 6 小时

- 不良反应
  - 急性肾衰竭时导致循环负荷过重、水电解质紊乱
  - 过度利尿可导致血容量减少，最终导致少尿
  - 寒战、发热或皮疹、荨麻疹、呼吸困难等过敏表现
  - 甘露醇外渗，组织水肿或皮肤坏死

第十章 麻醉后恢复室仪器设备与使用

第一节 麻醉机

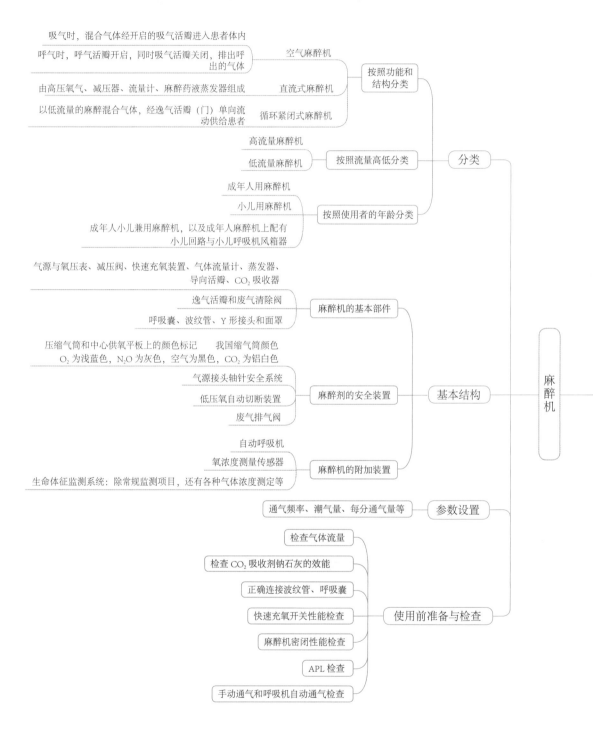

吸气时，混合气体经开启的吸气活瓣进入患者体内

呼气时，呼气活瓣开启，同时吸气活瓣关闭，排出呼出的气体 —— 空气麻醉机

由高压氧气、减压器、流量计、麻醉药液蒸发器组成 —— 直流式麻醉机

以低流量的麻醉混合气体，经逸气活瓣（门）单向流动供给患者 —— 循环紧闭式麻醉机

按照功能和结构分类

高流量麻醉机

低流量麻醉机 —— 按照流量高低分类

分类

成年人用麻醉机

小儿用麻醉机

成年人小儿兼用麻醉机，以及成年人麻醉机上配有小儿回路与小儿呼吸机风箱器 —— 按照使用者的年龄分类

气源与氧压表、减压阀、快速充氧装置、气体流量计、蒸发器、导向活瓣、CO_2 吸收器

逸气活瓣和废气清除阀

呼吸囊、波纹管、Y 形接头和面罩 —— 麻醉机的基本部件

压缩气筒和中心供氧平板上的颜色标记 我国缩气筒颜色 O_2 为浅蓝色，N_2O 为灰色，空气为黑色，CO_2 为铝白色

气源接头轴针安全系统

低压氧自动切断装置

废气排气阀 —— 麻醉剂的安全装置

自动呼吸机

氧浓度测量传感器

生命体征监测系统：除常规监测项目，还有各种气体浓度测定等 —— 麻醉机的附加装置

基本结构

麻醉机

通气频率、潮气量、每分通气量等 —— 参数设置

检查气体流量

检查 CO_2 吸收剂钠石灰的效能

正确连接波纹管、呼吸囊

快速充氧开关性能检查

麻醉机密闭性能检查

APL 检查

手动通气和呼吸机自动通气检查 —— 使用前准备与检查

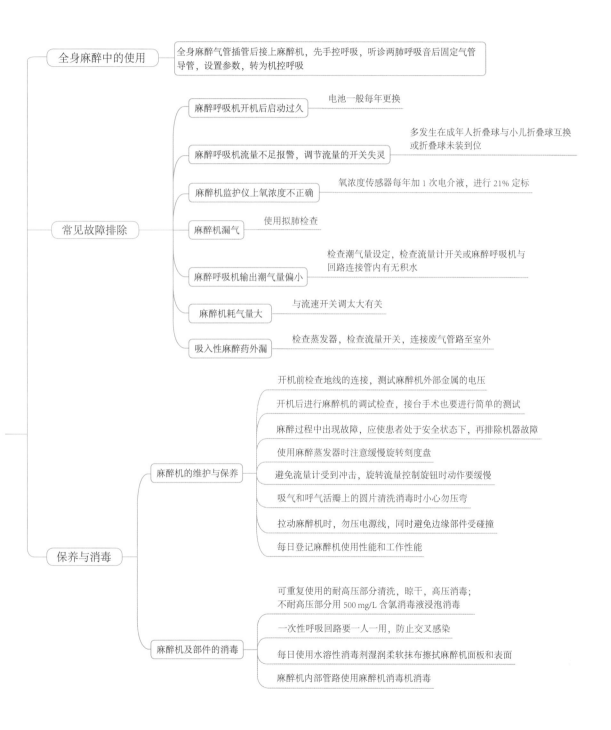

全身麻醉中的使用 —— 全身麻醉气管插管后接上麻醉机，先手控呼吸，听诊两肺呼吸音后固定气管导管，设置参数，转为机控呼吸

常见故障排除
- 麻醉呼吸机开机后启动过久 —— 电池一般每年更换
- 麻醉呼吸机流量不足报警，调节流量的开关失灵 —— 多发生在成年人折叠球与小儿折叠球互换或折叠球未装到位
- 麻醉机监护仪上氧浓度不正确 —— 氧浓度传感器每年加 1 次电介液，进行 21% 定标
- 麻醉机漏气 —— 使用拟肺检查
- 麻醉呼吸机输出潮气量偏小 —— 检查潮气量设定，检查流量计开关或麻醉呼吸机与回路连接管内有无积水
- 麻醉机耗气量大 —— 与流速开关调太大有关
- 吸入性麻醉药外漏 —— 检查蒸发器，检查流量开关，连接废气管路至室外

保养与消毒
- 麻醉机的维护与保养
  - 开机前检查地线的连接，测试麻醉机外部金属的电压
  - 开机后进行麻醉机的调试检查，接台手术也要进行简单的测试
  - 麻醉过程中出现故障，应使患者处于安全状态下，再排除机器故障
  - 使用麻醉蒸发器时注意缓慢旋转刻度盘
  - 避免流量计受到冲击，旋转流量控制旋钮时动作要缓慢
  - 吸气和呼气活瓣上的圆片清洗消毒时小心勿压弯
  - 拉动麻醉机时，勿压电源线，同时避免边缘部件受碰撞
  - 每日登记麻醉机使用性能和工作性能
- 麻醉机及部件的消毒
  - 可重复使用的耐高压部分清洗，晾干，高压消毒；不耐高压部分用 500 mg/L 含氯消毒液浸泡消毒
  - 一次性呼吸回路要一人一用，防止交叉感染
  - 每日使用水溶性消毒剂湿润柔软抹布擦拭麻醉机面板和表面
  - 麻醉机内部管路使用麻醉机消毒机消毒

第二节　监护仪

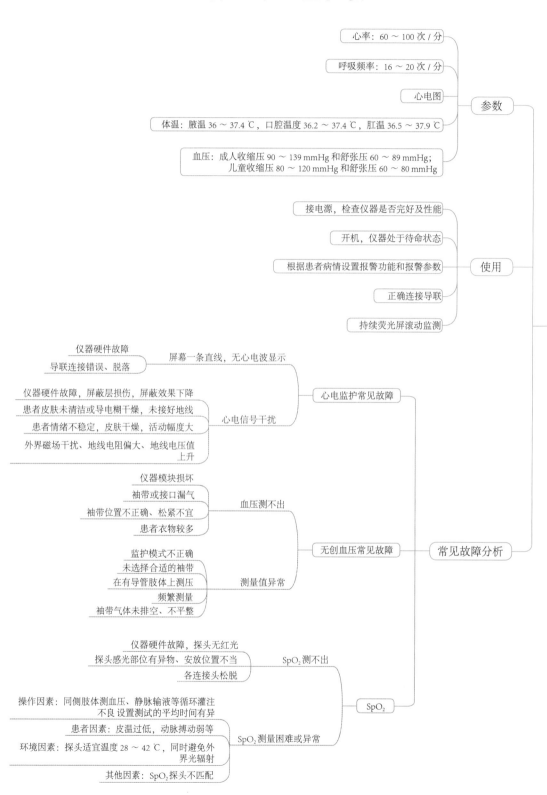

心率：60～100次/分

呼吸频率：16～20次/分

心电图

体温：腋温 36～37.4 ℃，口腔温度 36.2～37.4 ℃，肛温 36.5～37.9 ℃

血压：成人收缩压 90～139 mmHg 和舒张压 60～89 mmHg；
儿童收缩压 80～120 mmHg 和舒张压 60～80 mmHg

参数

接电源，检查仪器是否完好及性能

开机，仪器处于待命状态

根据患者病情设置报警功能和报警参数

正确连接导联

持续荧光屏滚动监测

使用

仪器硬件故障
导联连接错误、脱落　　屏幕一条直线，无心电波显示

仪器硬件故障，屏蔽层损伤，屏蔽效果下降
患者皮肤未清洁或导电糊干燥，未接好地线
患者情绪不稳定，皮肤干燥，活动幅度大　　心电信号干扰
外界磁场干扰、地线电阻偏大、地线电压值
上升

心电监护常见故障

仪器模块损坏
袖带或接口漏气
袖带位置不正确、松紧不宜　　血压测不出
患者衣物较多

监护模式不正确
未选择合适的袖带
在有导管肢体上测压　　测量值异常
频繁测量
袖带气体未排空、不平整

无创血压常见故障

仪器硬件故障，探头无红光
探头感光部位有异物、安放位置不当
各连接头松脱　　SpO₂测不出

操作因素：同侧肢体测血压、静脉输液等循环灌注
不良 设置测试的平均时间有异
患者因素：皮温过低，动脉搏动弱等
环境因素：探头适宜温度 28～42 ℃，同时避免外
界光辐射　　SpO₂测量困难或异常
其他因素：SpO₂探头不匹配

SpO₂

常见故障分析

```
                          ┌─ 做好仪器运行记录，出现故障详细记录
                          │
                          ├─ 保护仪器外表，工作人员操作前洗手、剪指甲
                          │
                          ├─ 工作过程中避免频繁开关仪器
                          │
                          ├─ 使用完毕，关掉主机电源，酒精擦拭探头和按钮
                          │
 ┌────┐         ┌──────┐  ├─ 每日清洁擦拭仪器表面
 │监护│────────│维护与│──┤
 │ 仪 │         │ 保养 │  ├─ 显示器显示屏只能用干净软布擦拭，动作轻柔
 └────┘         └──────┘  │
                          ├─ 关机 10 分钟内不可拆卸、包装、搬运仪器
                          │
                          ├─ 仪器长期不用，需定期充电保证电池使用寿命
                          │
                          ├─ 仪器放在平台上，保持干燥，避免潮湿
                          │
                          └─ 定期检查仪器性能
```

第三节　医用输注设备

人工设定滴速、输液总量

实时显示预设输入药量、累计输入药量、输液总时间、滴速等

系统启动后能自动控制静脉输液滴速

能根据给药量按时发出输液完毕信号，并停止输液

具备交流、直流、供电功能　　　　主要功能

容量输液泵的流速在 1 ～ 999 mL/h 调节

对管道内气体、通路阻塞、断电、低电压、开泵门进行监测和报警

输液器选择理想的输液泵，工作用的输液器应为弹性好、质量过硬的输液器

输液器的滴壶应与输液泵门上方入口处保持 10 cm 以上的距离，太短或太长都会影　　注意事项
响输液的精度

使用普通输液器，同一位置最好不要挤压超过 4 小时

及时有效地巡视病房，严密观察输注流速控制有无异常，严格交接班，发现问题及
时分析、处理

"完成"报警　　更换液体重新设置并启动

"阻塞"报警　　松开流速调节器，解除输液管打折或受压，清除血块，避免在输
液侧肢体测血压

"气泡"报警　　打开仓门取出泵管，排出气泡，更换输液瓶　　故障分析

"开门"报警　　正常输液时打开泵门，系统报警

"电池欠压"报警　　连接电池，更换同类型电池

气泡探测器的检查

阻塞压力的检查　　维护与保养

流速准确性的检查

容量输液泵

医用输注设备

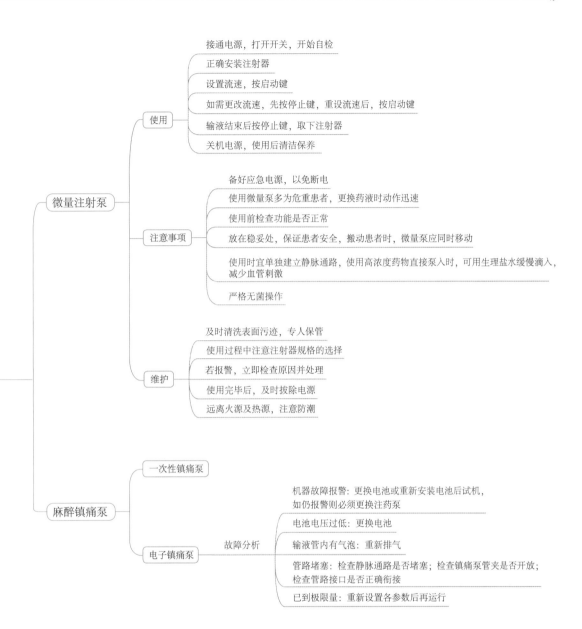

第四节 自体血液回收机

结构
- 离心杯、离心机舱、离心机、空气探测器、泵、管路阀门、控制面板、储血器及称重传感器
- 一次性附件
  - 吸引/抗凝集合管路
  - 储血器
    - 负压帽口
    - 输入帽口
    - 加药口
    - 储血器排放口
    - 减压阀
    - 消泡器/过滤器
    - 超压帽

自体血液回收机

禁忌证
- 血液受胃肠道内容物，如消化液或尿液、消毒液等污染
- 血液可能受恶性肿瘤细胞污染
- 有脓毒血症或菌血症
- 合并心功能不全、阻塞性肺部疾病、肝肾功能不全或原有贫血
- 胸腹腔开放性损伤超过 4 小时
- 血流流出血管外超过 6 小时
- 凝血因子缺乏

工作原理
- 术野血液经吸引器吸引，与肝素盐水（12500 U 加入生理盐水 500 mL）混合后，回收至血袋，在回收血袋中过滤破碎的骨片或组织碎片
- 血袋回收量达到设定水平，自动开机，血液送入离心转筒进行分离
- 待外侧红细胞层逐渐增厚，内侧血浆（上清液）充满转筒后溢出进入废液袋
- 传感器测得转筒内红细胞层的红细胞比容（Hct）达 50%，阀门自动关闭，终止血液流入转筒，将盐水输入洗涤
- 转筒内盐水通过红细胞层后，与上清液流入废液袋，红细胞层和上清液中含有的游离血红蛋白、肝素、血小板、凝血因子等成分除去，即成为洗涤浓缩红细胞

基本操作程序
- 一次性用品的安装
- 手控血液回收的处理程序
- 自体血液回收机使用注意事项
  - 熟悉机器性能
  - 尽量降低负压，吸引管的口径要大，有血即吸，无出血时，要避免空吸
  - 回收血液时严格执行无菌操作
  - 掌握肝素的应用，以防血液发生凝集
  - 一次性用品按照《医疗废物管理条例》处理，仪器使用后拭净血迹和污渍

第五节　血气分析仪

血气分析仪
- 操作流程
  - 第一步：抽0.5～1 mL的动脉血液标本进行检测
  - 第二步：抽取完毕，排出空气，密封针筒
  - 第三步：上下颠倒，来回搓动，使抗凝剂与血液充分混合
  - 第四步：血液标本送入仪器前排出针筒顶端前两滴血
- 注意事项
  - 若血液不能及时送检，室温下保存不超过半小时
  - 若用普通注射器抽取，则需要稀释一定量的肝素液作为抗凝剂
- 常见故障及处理
  - 步骤一：更换试剂包
    - 按视频指南启动，并按照屏幕提示进行操作
    - 激活新试剂包
    - 双手平稳且紧实地按下，直至搭扣卡入两个孔中
    - 将拇指按在试剂包的白色部分，然后将试剂包推入试剂包室，直至卡入到位
    - 按"OK"键
  - 步骤二：冲洗液体传输系统
    - 按"按压启动视频指南"键
    - 移除试剂包，并关闭进样口把手
    - 将自来水吸入冲洗分析仪，至2.5 mL标记处
    - 将冲洗装置中的栓塞拨至5 mL标记处，将空气吸入
    - 将冲洗装置的顶部与试剂包室内的废液接口相连
    - 将极少量的空气注入，填充管内约1 cm的空间
    - 将极少量的水注入，填充管内约1 cm的空间
    - 重复以上步骤6～7次，直至管被水和气泡填满
    - 注入水，直至在进样针出口见到不间断的水流出
    - 断开冲洗装置
    - 将进样口把手抬起至毛细管位置
    - 将拇指按在试剂包的白色部分，然后将试剂推入试剂包室，直至卡入到位
  - 步骤三：更换进样口垫片支架
    - 启动视频指南
    - 取下进样口盖子
    - 提起把手到最高位置
    - 拔出进样口垫片支架
    - 插入新的进样口垫片支架，确保进样针处于垫圈的中心
    - 关闭进样口并放好进样口盖

第十一章 麻醉后恢复室个案病例

第一节 苏醒期发生负压性肺水肿

患者，男，35 岁，88 kg，170 cm，因上腹痛 3 天，加重 10 小时入院

患者一般情况尚可，既往有鼾症，腹部立位 X 线显示膈下游离气体 —— 病历摘要

诊断：上消化道穿孔，拟全身麻醉下行上消化道穿孔修补术

术前常规禁饮、禁食，入室后建立外周静脉通路

常规监测心率 78 次／分，血压 120/80 mmHg，呼吸 16 次／分，SpO$_2$ 97% —— 术前

麻醉诱导，机械通气 5 分钟后置入气管导管；术中平稳，手术历时 2 小时，共输入胶体和平衡液 2000 mL —— 术中

患者入 PACU 后约 5 分钟后苏醒，自主呼吸恢复，遂拔除气管导管，给予面罩吸氧

拔管后约 30 分钟患者自诉咳嗽痰多，咳出少量泡沫样痰，予吸痰处理

之后 0.5 小时患者咳嗽剧烈，并咳出大量粉红色泡沫样痰，伴有呼吸困难、大汗、心率增快（120～130 次／分），肺部听诊可闻及湿啰音，此过程中患者意识始终清醒

将患者头抬高，半坐卧位，仍不断咳出粉红色泡沫样痰，听诊双肺满布湿啰音和哮鸣音，面罩吸氧氧饱和度保持在 93%，急请心内科会诊，共同考虑为急性肺水肿 —— （术后）入恢复室

分 2 次静脉注射呋塞米 40 mg，西地兰一支缓慢静脉推注，地塞米松 10 mg 静脉注射，同时微量泵注硝酸甘油，患者取半坐位面罩吸氧

1 小时后患者症状缓解，粉红色泡沫样痰明显减少，能保持平卧位，在此期间患者 SpO$_2$ 维持在 95% 左右，心率在 110 次／分左右，血压在 110～120/70～80 mmHg，电解质 K$^+$ 3.1 mmol/L，静脉泵注补钾

0.5 小时后患者咳嗽明显减轻，痰量减少转变为白色黏痰，听诊双肺湿啰音明显减少，HR 减慢，自诉呼吸通畅，氧饱和度上升至 100%，硝酸甘油泵注逐渐停用

再次询问患者有无冠心病、瓣膜病、支气管扩张等心肺疾病史，患者均否认

观察 40 分钟无异常情况发生后，患者双肺呼吸音清，喉部发痒症状消失，无痰咳出，常规监测指标正常，遵医嘱将患者安全送回病房

患者术后恢复顺利，7 天后出院 —— 出恢复室

—— 麻醉经过

病例分析
- 定义 —— 负压性肺水肿（NPPE）：是指患者因急性上呼吸道梗阻、用力吸气所产生的胸腔内和（或）跨肺负压的绝对值增大而导致"肺泡 - 毛细血管"损伤而引发的非心源性肺水肿
- 可诊断为急性肺水肿 —— 因患者拔除气管导管后短时间出现持续咳嗽并咳出粉红色泡沫样痰，双肺湿啰音，肺部超声提示弥漫性 B 线
- 排除心源性肺水肿 —— 因患者为中年男性，术前无心脏病史，ECG、胸部 X 线检查正常，床旁心脏彩超示各房室未见明显结构异常、心功能良好
- 排除因大量补液造成的肺水肿 —— 因手术时间短，术中输入平衡液 2000 mL，未给予大量补液
- 排除吸入性肺炎引起的肺水肿 —— 因吸入性肺炎引起的肺水肿是由于胃内容物误吸，损伤的肺组织发生急性炎症并渗出，处理后症状缓解慢，病程长，预后相对较差，该患者症状改善较快
- 分析 —— 患者可能由于严重肥胖，既往有鼾症，未完全清醒下拔出气管导管及肌松药残余作用造成了急性上呼吸道梗阻，加上梗阻后患者用力吸气，最终引起肺水肿

诱发因素
- NPPE Ⅰ型 —— Ⅰ型是急性上呼吸道梗阻引起的，包括气道异物、喉痉挛、喉外伤、上呼吸道肿瘤、会厌炎等
- NPPE Ⅱ型 —— Ⅱ型是慢性梗阻性疾病导致，常见于睡眠呼吸暂停综合征　　排除为此型

病例点评
- 此例中年男性患者存在肥胖、打鼾等危险因素，在麻醉苏醒阶段拔除气管导管后可能发生了上呼吸道梗阻。因 PACU 患者较多，麻醉医师和护士没有及时发现，提醒我们在麻醉苏醒期一定要关注患者的呼吸道通畅情况，患者一旦上呼吸道梗阻，应及时解除
- 诊断成立后，最主要的是开通呼吸道，通过氧疗，用或不用持续气道正压通气（CPAP）和 PEEP 通气为体内提供足够的氧气
- NPPE 重在预防
  - 应用牙垫或口咽通气道可以防止患者因咬合而引起的气管内插管阻塞
  - 调床至头高位可减少患者术后呼吸不全的发生
  - 及时对高危患者进行气管插管或拔管后 CPAP，可减轻此综合征的严重程度，并可减少再插管和机械通气

第二节　小儿上呼吸道感染

患儿，男，5 岁，20 kg，100 cm，因右侧眼睛清创缝合术后入院

术前 1 周有感冒症状，经治疗好转

既往病史无明显特殊，一般情况尚可

拟择期在气管插管全身麻醉下行右眼角膜缝线拆除术

—— 病历摘要

患儿入室常规建立静脉通道，生命体征各项指标均正常，听诊双肺呼吸音清

术前静脉推注阿托品 0.2 mg，麻醉诱导，面罩吸氧去氮

面罩通气 5 分钟后，经可视喉镜插入 ID5.0 加强型气管导管

—— 术前

术中以 2% ~ 3% 七氟醚吸入维持麻醉，生命体征平稳，手术顺利，时间约为 30 分钟

停止吸入七氟醚，用氧气冲洗呼吸回路中的七氟醚并充分吸痰，听诊双肺呼吸音清

静脉注射阿托品 0.2 mg、新斯的明 0.4 mg 拮抗肌松作用，自主呼吸恢复，轻微呛咳，再次吸痰，听诊双肺呼吸清

抽空气管导管气囊后送入 PACU，予以心电监护，将小儿鼻氧置于距气管导管口 2 cm 处，以 2 L/min 的氧流量吸氧，密切观察生命体征

—— 术中

—— 麻醉经过

在 PACU 观察 20 分钟，患儿轻微躁动哭闹，呼唤有反应，能睁眼，有吞咽反射，生命体征正常，听诊双肺呼吸音清，充分吸痰，无明显分泌物，遂予以拔管

拔管后患儿立刻出现咳嗽，数分钟后血氧降至 76%，立即面罩给氧，听诊双肺呼吸音粗，右下肺可闻及干、湿啰音，予以吸痰但不能有效缓解症状

予静脉注射地塞米松 5 mg，氨茶碱 150 mg 加入 0.9% NS 100 mL 静脉滴注。面罩吸氧 SpO_2 仍不能改善，低于 90%

上级医师予重新插管（ID5.0）并机械通气，采用容量控制通气 +PEEP 通气模式，设定呼吸 15 次 / 分，TV 200 mL，PEEP 5 cmH_2O，气道压力上升至 30 cmH_2O，SpO_2 最终提高至 96%，但右下肺几乎听不到呼吸音，从肺内吸出大量的白色黏液，立即予以吸引

通知主刀医师，行床旁胸部 X 线检查提示右肺透明度降低，考虑胸腔积液可能；外出行 CT 显示右下肺已有黏液栓。在经过间断吸痰，机械通气 20 分钟，SpO_2 回升至 99%

脱机后的 6 小时内，患儿生命体征平稳，予以充分吸痰后拔除气管导管，围麻醉期间共吸引白色黏痰液约 25 mL

—— （术后）进恢复室

经管医师与患儿家属沟通，详细交代目前病情，经家属同意，转入儿科进一步治疗

术后第 2 天，患者咳嗽，发热（体温 38.2℃），予以抗菌药物治疗后咳嗽缓解，痰量减少

术后第 10 天，复查胸部 X 线检查提示无异常

术后第 11 天，患儿健康出院

—— 出恢复室

病例分析

上呼吸道感染是小儿实施麻醉的相对禁忌证

伴有鼻塞或咳嗽症状的患儿，麻醉并发症的发生率明显增高

气管插管会增加麻醉并发症的风险。相对于七氟醚、地氟醚等吸入麻醉药，异丙酚用于麻醉诱导、维持更加安全

在上呼吸道感染的前 4 周内，并发症发生的可能性较大，若患儿无细菌性感染、发热，肺部无干、湿啰音或气道分泌物，全身麻醉是安全的

在本病例中，听诊及所有检查及化验结果均为正常，所以理论上实施全身麻醉亦是安全、可行的，但由于该患儿气道高反应性，麻醉和手术刺激引起痰液分泌增多，使得痰液阻塞气道，最终导致急性肺不张

病例点评

肺不张是指各种原因引起的肺无力或肺内气量减少，伴有肺体积缩小、肺组织萎缩的一种病理形态学改变

成年患者中肺不张多由肿瘤引起，炎症次之，最后是结核；但儿童肺不张病因与成人明显不同，炎症占首位

本病例中，患儿多次出现呛咳，拔管后听诊双肺呼吸音粗，可能存在少量分泌物误吸。其次患儿近期感冒好转，虽检查正常且无临床症状，但并不排除上呼吸道感染的可能，且其拔管后 CT 提示右肺上叶及下叶节段性实变，含气不全，支气管腔节段性闭塞为黏液栓可能

感冒恢复期的患儿，尽管无明确的实验室结果及典型的临床症状，但在全身麻醉拔管后亦可出现肺不张

掌握麻醉指征，追溯病史，及早发现隐匿性气道高反应的患儿

第三节　双侧甲状腺癌根治术后出现呼吸系统并发症

患儿，男，10 岁，40 kg，145 cm，因发现颈前无痛性肿块 5 月余入院，哮喘病史 5 年，剧烈运动后可出现气喘

一般情况尚可

甲状腺彩超示甲状腺双叶低回声结节，边界不清，形态不规则，横纵比＞1，可见多发点状强回声，可疑恶性结节

胸部 CT 示双肺内弥漫性分布粟粒；小结节影

辅助检查

甲状腺功能检查大致正常

双侧甲状腺肿块

诊断

拟在全身麻醉下行甲状腺全部切除术、双侧颈淋巴结清扫术、双侧喉返神经探查术

入室后心电监护，开放左侧手背静脉输液通路

诱导后生命体征平稳，机械通气 5 分钟后进行气管插管，插管过程顺利，成功将 6.0 号气管导管插入气管

术前

听诊双肺呼吸对称后，连接麻醉机行机械通气，气道压等各项参数正常

术中给予丙泊酚 7 mg/（kg·h），吸入七氟烷 1%～2%，右美托咪定 0.5 μg/（kg·h）维持，在此过程中血压、心率/血氧等无较大波动，生命体征平稳。

至手术结束，手术时间为 3.5 小时，出血量约 50 mL。补液量为 800 mL，术前未插导尿管，手术结束待患儿恢复自主呼吸后送至恢复室

术中

入恢复室时吸氧情况下 SpO_2 97%，并持续上升至 100%，血压 110/60 mmHg，心率 102 次/分

入室约 35 分钟后，麻醉医师拔出气管导管，拔管后生命体征平稳，呼吸运动规律

听诊气管呼吸音呈吹风样鸣音，双肺轻微哮鸣音；继续给予吸氧观察

拔管约 30 分钟以后发现患者呼吸费力，满头大汗，神情紧张，呼吸急促。吸氧状态下 SpO_2 为 100%

查看引流瓶，引流量约为 20 mL，恢复室麻醉医师发现患儿不能言语，呼吸困难，嘱护士改面罩吸氧，氧流量 5 L/min，SpO_2 维持在 98% 以上

请甲状腺外科医师会诊，同时通知上级医师；查看患儿后，考虑为双侧喉返神经损伤，与家属沟通后决定回手术室给予气管切开术

术后（入恢复室）

出恢复室，在心电监护、氧袋吸氧、清醒状态下送回手术室内

出室：心率 85 次/分，血压 120/75 mmHg，SpO_2 99%（吸氧），呼吸约 25 次/分

患者生命体征

入室：心率 100 次/分，血压 115/62 mmHg，SpO_2 100%（吸氧），呼吸约 25 次/分

手术过程顺利，术中生命体征平稳，插入气切导管后患儿呼吸困难缓解，生命体征平稳。观察 20 分钟无呼吸困难等异常情况发生，送回病房

出恢复室（再次回手术室）

送回病房时，患儿生命体征平稳，无胸闷、气促等不适

患儿于当晚再次出现呼吸急促、神情紧张、满头大汗等症状。值班医师及时赶到，发现 SpO_2 下降，吸氧 3 L/min 情况下 SpO_2 维持在 75%～85%，血压 122/75 mmHg，心率 120 次/分

通知上级医师对症处理：使用简易呼吸器连接氧气（5 L/min）吸氧并给予吸痰，完善床旁超声、床旁胸部 X 线、ECG 检查。完善实验室检查

请呼吸内科、麻醉科、心胸外科会诊。急诊床旁胸部 X 线示右侧气胸并右肺实变不张。予导尿、地塞米松静脉缓慢推注

心胸外科医师行右侧胸腔闭式引流，于右侧第 2 肋间抽出大量气体，患儿气促症状明显缓解，血氧逐渐上升维持在 90%～97%，随后转入 ICU

入病房

2 天后再次出现呼吸困难，立即行胸部 CT 检查结果提示左肺气胸伴左肺压缩。胸外科会诊后再行左侧胸腔闭式引流，引流大量气体

3 天后患儿双侧胸腔闭式引流水封瓶无气体流出，波幅明显，遂拔除引流管

5 天后复查胸片未见明显异常，患儿神志清醒，生命体征平稳，未诉明显不适，予以出院

造成喉返神经损伤原因 —— 术者对解剖结构不熟悉，手术操作不规范，盲目止血，误缝误扎，正是喉返神经误伤的主要原因

肿瘤的侵犯、瘢痕粘连、神经解剖异常

双侧甲状腺癌根治术后出现呼吸系统并发症

病例分析

儿童肺组织脆弱应警惕术后呼吸困难出现气胸的情况，同时导管给氧时注意防止给氧导管对气管导管管腔的堵塞，使用儿童专用的细导管给氧，避免堵塞引发气胸

儿童与成人不同，儿童的胸膜顶常高于锁骨

塑料气切套管时囊管一体化，结构紧密不会漏气，且有弹性对周围组织压迫小；金属气切套管分为外管、内管、管心3个部位，内管可以取出，易于清理

经环甲膜切开气管后插入金属套管，锐利的金属气切导管可能直接损伤胸膜，气体可经周围软组织进入胸腔或纵隔，直接导致本例患儿气胸

气管切口外短内长及皮肤缝合过紧时，自套管周围逸出的气体可从切口到达皮下组织间隙，沿着皮下组织蔓延到达胸膜腔

管腔狭小，加上氧流量导管部分堵塞导管形成高压，可能会导致肺泡破裂

儿童气管及其周围组织疏松，易于气体扩散，肺组织脆弱也容易破裂，最终导致了本例患儿术后双侧气胸

病例点评

医源性气胸的处理

深静脉穿刺（颈内静脉穿刺、锁骨下静脉穿刺等）

神经阻滞（锁骨上臂丛、椎旁阻滞、腰方肌阻滞等）

有肺部病变患者（肺气肿、肺大疱）器械通气

胸廓畸形、鼓肺未注意气道压

胸外伤患者原有肺部损伤正压通气后导致张力性气胸

麻醉过浅插管时引起患者剧烈呛咳

臂丛神经穿刺（主要是锁骨上法阻滞），颈内静脉穿刺（主要是锁骨上法径路），定位、穿刺方向、穿刺深度掌握不到位，容易发生气胸或张力性气胸，建议在超声引导下进行相关操作，减少气胸的发生

闭合性气胸和张力性气胸

闭合性气胸 —— 系针尖单纯刺破胸膜顶而引起，空气经针骤然进入负压胸膜腔，导致肺脏立即被压缩，引起肺不张是其主要问题

一般只需密切观察，无须处理

张力性气胸 —— 系针尖刺破胸膜顶外，同时刺破肺泡而引起，空气进入胸膜腔的途径除经穿刺针外，主要经肺泡的破口，破口越大，进气越快越多，肺压缩肺不张的形成速度越快（听诊和X线诊断），需要立即处理的迫切性就越大，不能耽搁

及时施行胸腔闭式引流术，同时防止胸腔感染

单纯为气胸者，经第2肋间穿刺置细引流管即可，酌情应用抗菌药物

血气胸经腋后线第7或第8肋间穿刺置引流管即可，同时应用抗菌药物以防止胸腔感染

第四节　宫腔镜手术后发生急性肺水肿

患者，女，31岁，49 kg，160 cm；因宫内早孕，左单角子宫畸形停经60天，要求终止妊娠

自诉平素身体健康，无高血压、糖尿病等慢性疾病史

2005年行剖宫产，2017年在某三甲医院行宫腔镜检查发现膜性粘连 — 既往史

体温36.6 ℃，呼吸20次/分，脉搏90次/分，血压109/54 mmHg

神志清醒，心肺听诊无明显异常，下腹见一手术竖瘢痕

ASA Ⅰ级，心功能Ⅰ级；头颈活动度正常，张口度5 cm，无松动牙齿，甲颏距离大于三横指。Mallampati Ⅰ级 — 查体

影像学检查（B超）示宫内早孕，子宫前位，宫内见孕囊大小31 mm×26 mm×21 mm，见胚芽直径9 mm，见心管搏动，孕囊下缘距子宫切口处36 mm

术前ECG、胸片、血常规、肝肾功能、电解质、凝血功能均未见异常 — 辅助检查

宫内早孕，左单角子宫畸形，瘢痕子宫 — 入院诊断

拟在静脉麻醉下行宫腔镜下人工流产术＋粘连切开术 — 诊断计划

（以上为：病历摘要）

患者平车推入室，生命体征各项指标均正常，体温36.5 ℃，用药，患者入睡、呼吸平稳 — 术前

手术开始，用药，面罩吸氧（氧浓度80%，流量5 L/min），间断托下颌保持气道通畅，SpO_2 在98%以上

使用0.9%氯化钠注射液灌注液膨宫，流速400 mL/min，灌注压力维持在100 mmHg左右

手术进行40分钟时，血压和心率下降，予麻黄素6 mg静脉注射，血压上升后又继续下降（最低时70/30 mmHg）遂予顺苯磺酸阿曲库铵8 mg＋舒芬太尼20 μg行气管插管，泵注多巴胺3～5 mg/(kg·min)升压，血压持续在110～80 mmHg/60～40 mmHg，心率60～80次/分 — 术中

手术历时1小时，结束后患者继续留室观察。给予丙泊酚，以右美托咪定维持，多巴胺继续泵注，血压维持在110/60 mmHg左右，心率70次/分

术中共使用膨宫液0.9%氯化钠注射液20 000 mL，静脉输液300 mL，失血量总计50 mL，尿量总计550 mL

拮抗肌松5分钟后，患者不耐管，呼之可睁眼，可按指令动作，$SpO_2$98%。充分吸痰随即拔管，送恢复室鼻吸氧继续观察

入恢复室后10分钟，患者双鼻孔突然咳出大量粉红色泡沫样痰，SpO_2 下降至90%

查体：患者烦躁不安，诉呼吸困难，听诊双肺大量湿啰音，判断急性肺水肿

立即给予吸引清除，面罩给氧，托下颌辅助呼吸，取半坐位，遵医嘱给予氨茶碱

查血气分析：pH 7.37，$PaCO_2$ 35.3 mmHg，PaO_2 67 mmHg，BE －5 mmol/L，$SpO_2$93%，Na^+ 121 mmol/L，Cl^- 103 mmol/L，Ca^{2+} 1.04 mmol/L，K^+ 3.0 mmol/L；考虑TURP综合征导致急性肺水肿发作

予强心利尿、纠正水电酸碱平衡紊乱，限制液体入量，1.5%氯化钠50 mL/h静脉泵注，静脉推注呋塞米40 mg，氢化可的松100 mg，使用面罩无创呼吸机行双水平正压通气

设置呼吸参数TV为390 mL，呼吸13次/分，PEEP 10～15 mmHg

术后2小时患者清醒，诉胸闷、呼吸困难，鼻腔粉红色泡沫样痰液减少，双肺湿啰音较前改善。血压108/60 mmHg左右，心率80次/分左右，$SpO_2$99%左右，尿量1500 mL

pH 7.33，$PaCO_2$ 38.6 mmHg，PaO_2 170 mmHg，Na^+ 139 mmol/L，BE －5 mol/L，$SpO_2$99% — 术后2小时血气

撤呼吸机，鼻导管给氧继续观察

于术后4小时患者未诉呼吸困难、胸闷等不适主诉；血气分析正常

查体：神志清，空气下自主呼吸SpO_2维持97%左右，听诊双肺无湿啰音，血压120/70 mmHg，撤多巴胺，在监护下送回至病房

（以上为：（术后）入恢复室）

回病房后持续低流量给氧到第2天中午

第2天复查血气大致正常（经管医师口述），无不适症状，于术后第3天出院，术后1周复查各情况正常 — 出恢复室（送病房）

（右侧总括：病历摘要 / 麻醉经过）

病例分析

目前宫腔镜的手术一般在一定压力的灌洗液冲洗下进行，术中会损伤子宫内膜和基层血管，故灌洗液可经开放的血管和通过输卵管开口到腹腔吸收到血液循环内，若大量灌洗液入循环，可引起血容量的增加和电解质的变化

本例患者曾行刮宫术，宫腔内有可能因刮宫不全而出现粘连肿块，故手术时间明显延长，灌洗液的用量也明显增多，吸收的量就随着增多

稀释性低钠血症或高容量性低钠血症（TURP综合征）

主要临床表现

初期表现为血压高、CVP升高及心动过缓，后期血压下降

清醒患者出现烦躁不安、意识障碍、恶心、呕吐、头痛、视力模糊、呼吸急促等脑水肿症状

肺水肿时出现呼吸困难、呼吸急促和发绀、缺氧

肾水肿则可引起少尿或无尿

血钠降低

血钠下降至120 mmol/L时，表现为烦躁和神志恍惚

低于110 mmol/L时，可发生抽搐和知觉丧失、休克，甚至心搏骤停而死亡

治疗

静脉注射利尿剂，如呋塞米40 mg，几小时后可重复

静脉注射3%～5%氯化钠250～500 mL，缓慢输入，同时应密切监测肺水肿的情况

吸氧，纠正缺氧状态

酌情使用洋地黄药物，增加心肌收缩力

脑水肿，应进行脱水治疗并静脉滴注地塞米松，有助于降低颅内压以减轻脑水肿

应用对肾功能无明显损害的抗菌药物预防感染

急性肺水肿

肺水肿是指肺血管内的液体渗出到肺间质、肺泡腔和细支气管内，严重影响气体交换的一种病理状态

临床表现为急性呼吸困难、缺氧、口唇及皮肤发绀、呼吸做功增加、两肺湿啰音，严重者从口鼻涌出大量粉红色泡沫样痰

常见原因

围手术期液体负荷过多（最常见），其严重程度取决于灌注液进入体内的总量及患者原来的心肺功能状态

因吸痰或呼吸道梗阻导致的负压性肺水肿

长时间全身麻醉后导致的氧中毒或腹张性肺水肿

胃液和胃内容物误吸后导致的吸入性肺炎和肺水肿

麻醉诱导期，对于有心功能不全的患者，要注意以下诱发因素

患者情绪焦虑、恐惧不安

体位改变（如从坐位改为平卧位）

药物影响，如应用阿托品、潘库溴铵、溴铵酮诱发心动过速，麻醉药对心肌的抑制作用

术前准备不充分

麻醉过浅导致的心血管应激反应

病例点评

宫腔镜手术，因为膨宫压力，冲洗液有可能经宫腔内受创的微静脉大量进入循环系统，从而导致心脏前负荷过重，发生肺水肿

本例即属于此，有明确的病因，并有特征性的临床表现

治疗措施

充分供氧，纠正低氧血症

轻症患者可面罩给氧，氧流量5～10 L/min，FiO_2可达70%～90%

重症患者应正压通气辅助呼吸，术前心肺功能正常的单纯性肺水肿，使用呼吸机行PEEP通气有很好的疗效

消除呼吸道内的泡沫痰

降低毛细血管静水压

改善毛细血管通透性

积极预防感染，预防性使用抗菌药物

镇静

强心扩血管

TURP综合征的预防

减少冲洗液的过量吸收（关键）

术中进行一系列的麻醉监护，监测血气电解质，密切观察患者的各项生命体征，在进行宫腔镜电切和前列腺电切时，警惕TURP综合征的发生

术中因液体负荷过重而导致的肺水肿，以利尿和PEEP的呼吸支持疗法最为有效

附 缩略词

缩略词	中文	英文
AB	实际碳酸氢盐	actual bicarbonate
AG	阴离子间隙	anion gap
BE	碱剩余	base excess
BIS	双频谱脑电图	bispectral index
CO_2	二氧化碳	carbon dioxide
COPD	慢性阻塞性肺疾病	chronic obstructive pulmonary disease
CPAP	持续气道正压通气	continuous positive airway pressure
CVC	中心静脉导管	central venous catheter
CVP	中心静脉压	central venous pressure
DBS	双短强直刺激	double short tonic stimulation
DIC	弥散性血管内凝血	disseminated intravascular coagulation
ECG	心电图	electrocardiogram
EEG	脑电图	electroencephalogram
FEV_1	第一秒用力呼气量	forced expiratory volume in one second
FiO_2	吸入气中的氧浓度分数	fraction of inspiration O_2
FRC	功能余气量	functional residual capacity
GDFT	目标导向液体治疗	goal-directed fluid therapy
GS	葡萄糖注射液	glucose solution
ICU	重症监护病房	intensive care unit
MAAS	肌肉运动评分法	Motor Activity Assessment Scale
N_2O	氧化亚氮	nitrous oxide
$NaHCO_3$	碳酸氢钠	sodium bicarbonate
NPPE	负压性肺水肿	negative pressure pulmonary edema
NRS	数字疼痛量表	Numeric Rating Scale
NS	生理盐水	normal saline
NSAIDs	非甾体抗炎药	non-steroidal anti-inflammatory drugs
OAA/S	警觉/镇静观察评定分级	observer's assessment of alterness/sedation,
OSA	阻塞性睡眠呼吸暂停	obstructive sleep apnea
$PaCO_2$	动脉血二氧化碳分压	partial pressure of carbon dioxide in artery
PACU	麻醉后恢复室	postanesthesia care unit
PADSS	麻醉后出院评分系统	post-anesthetic discharge scoring system
PaO_2	动脉血氧分压	arterial partial pressure of oxygen
PCO_2	呼气末二氧化碳分压	partial pressure of carbon dioxide
$PetCO_2$	呼气末二氧化碳	end-tidal carbon dioxide partial pressure
pH	酸碱度	potential of hydrogen
PICC	经外周静脉穿刺中心静脉	peripherally inserted central catheter
PO_2	氧分压	oxygen partial pressure
RASS	Richmond 躁动 - 镇静评分	Richmond Agitation and Sedation Scale
SaO_2	动脉血氧饱和度	arterial oxygen saturation
SAS	镇静 - 躁动评分	Sedation Agitation Scale
SB	标准碳酸氢盐	standard bicarbonate
SBE	标准碱剩余	standard base excess
$ScvO_2$	中心静脉血氧饱和度	systemic central venous oxygen saturation
SpO_2	血氧饱和度	oxygen saturation
SVV	每搏量变异度	stroke volume variation
TOF	4 个成串刺激	train of four stimulation
TPN	肠外营养	parenteral nutrition
TURP	经尿道前列腺切除术	trans urethral resection prostate
TV	潮气量	tidal volume
UEX	非计划性拔管	unplanned endotracheal extubation
VRS	语言登记描绘法	Verbal Rating Scale
VSD	负压封闭引流	vacuum sealing drainage